创伤与记忆

Brain and Body in a
Search for the Living Past—
A Practical Guide for
Understanding and Working
with Traumatic Memory

Trauma and Memory

身体体验疗法
如何
重塑创伤记忆

（Peter A. Levine）
［美］彼得·莱文———— 著　　　曾旻————译

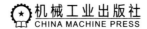

机械工业出版社
CHINA MACHINE PRESS

图书在版编目（CIP）数据

创伤与记忆：身体体验疗法如何重塑创伤记忆 /（美）彼得·莱文（Peter A. Levine）著；曾旻译 . —北京：机械工业出版社，2024.3

（创伤疗愈经典书系）

书名原文：Trauma and Memory: Brain and Body in a Search for the Living Past——A Practical Guide for Understanding and Working with Traumatic Memory

ISBN 978-7-111-74664-5

Ⅰ. ①创… Ⅱ. ①彼… ②曾… Ⅲ. ①精神疗法 Ⅳ. ① R749.055

中国国家版本馆 CIP 数据核字（2024）第 001675 号

机械工业出版社（北京市百万庄大街 22 号　邮政编码 100037）
策划编辑：邹慧颖　　　　　　责任编辑：邹慧颖
责任校对：张爱妮　陈立辉　　责任印制：单爱军
保定市中画美凯印刷有限公司印刷
2024 年 10 月第 1 版第 1 次印刷
170mm × 230mm · 12.75 印张 · 1 插页 · 125 千字
标准书号：ISBN 978-7-111-74664-5
定价：59.00 元

电话服务　　　　　　　　　网络服务

客服电话：010-88361066　　机 工 官 网：www.cmpbook.com
　　　　　010-88379833　　机 工 官 博：weibo.com/cmp1952
　　　　　010-68326294　　金 书 网：www.golden-book.com
封底无防伪标均为盗版　　　机工教育服务网：www.cmpedu.com

心理学和精神病学领域对创伤记忆的研究有很长且珍贵的历史。至少可以追溯到19世纪70年代的巴黎,神经学家让－马丁·沙可开始着手研究导致萨尔贝蒂耶(Salpêtrière)医院病房的歇斯底里症患者许多症状的原因,例如瘫痪、运动不协调、昏厥、突然的崩溃、狂笑或疯狂地哭泣。沙可和他的学生逐渐理解到,这些离奇的举动和身体姿势是心理创伤带来的身体痕迹。

1889年,沙可的学生皮埃尔·让内撰写的第一本书《自动化的心理》⊖(*L'automatisme psychologique*)中描述了我们现在称为创伤后应激障碍的症状,在这本书中他声称心理创伤发生在程序性

⊖ Pierre Janet, *L'automatisme psychologique: Essai de psychologie expérimentale sur les formes Inférieures de l'activité humaine* (Paris: Société Pierre Janet/Payot, 1973).

记忆中，即在自动化的行为、反应、感觉和态度中，而且创伤会在内在感觉（焦虑与惊恐）、躯体运动或视觉影像（噩梦和闪回）中重复播放。让内开始将记忆问题推向处理创伤的前台和中心：当极度的情绪干扰正常的记忆过程时，一个事件才会变成创伤。后来，心理创伤患者面对提示创伤的线索会表现出应激反应，这对于当初的威胁是恰当的反应，但这种反应后来出现是不合时宜的，就像杯子掉落到地上时内心感觉到的恐慌，或是孩子开始哭泣时内心突然爆发的愤怒。

一个多世纪以来，我们已经理解了心理创伤的痕迹不是被储存为过去发生的坏事情的叙述，而是被体验为直接威胁到生命安全的身体感觉，而且这种威胁会被感知为**发生在此时此刻**。这期间，我们逐步发现，普通记忆（会随时间改变和衰退的生命故事）和创伤记忆（再现的身体感觉与动作，伴随强烈的恐惧、羞耻、愤怒和崩溃等消极情绪）之间的差异是负责建立"自传式记忆"的大脑系统损坏的结果。[⊖]

让内还指出，有心理创伤的人会困在过去：他们无法摆脱那种恐惧，尽管他们在意识中想要把它们抛在脑后，但是他们的行为和感受就像那一切仍在发生一样。由于不能将创伤置之脑后，他们的能量会消耗在控制自己的情绪上，消耗在将注意力转移到当下的需要上。让内和他的同事们从那些痛苦的经验中认识到，受创伤的女

⊖ Bessel van der Kolk, *The Body Keeps the Score: Brain, Mind, and Body in the Healing of Trauma* (New York: Viking, 2014). 巴塞尔·范德考克《身体从未忘记：心理创伤疗愈中的大脑、心智和身体》，本书已由机械工业出版社出版。

人不能被理智和洞察力治愈，也无法通过行为塑造和惩罚治愈。但是她们会对催眠暗示做出反应：在一种恍惚的催眠状态中再现创伤事件能够解决心理创伤。通过在头脑中安全地再现过去的事件，并建构一个想象中完满的结局（当他们被无助感和恐惧所淹没时，这种结局在当初事件发生时是无法做到的），从而他们可以完全地意识到，事实上他们已经幸存下来了，并且能够重新开始自己的新生活。

大约 25 年前我首次遇到彼得·莱文时，我感觉自己就像遇到了过去那些魔术师们的化身，他们过去的成就我只从一些旧医学图书馆的大量陈旧文献中熟知。彼得不像在照片中那样戴着蝴蝶领结、穿着晚礼服，而是穿着鲍勃·马利的 T 恤和短裤，站在加州大苏尔的伊沙兰学院的草坪上。彼得说，他完全明白创伤是印刻在身体中的，要治疗它需要创造一个受保护的催眠状态，在这样的状态里，个体可以安全地观察那些令人恐惧的往事。他还谈到了探索创伤带来**身体上**微妙的印记与聚焦于重新连接身体与心灵关系的关键要素。

我很快被迷住了。从早期对于创伤压力的研究到最新的神经科学，科学家们指出了躯体动作和记忆之间的重大关系。当人的机体被强烈的冲击所压垮，并处于无助和麻木的状态中时，这种体验就是创伤性的。此时，你无法采取任何行动去改变事件的结果，整个机体反应系统彻底崩溃了。甚至西格蒙德·弗洛伊德也曾非常关注创伤与身体行为之间的关系。他提出人们会不断地重演创伤事件，是因为他们无法完全记得过去发生了什么。因为记忆被压抑了，所以患者"被迫重演压抑的记忆事件，就像再次体验一样，而不是……想起这就像过去发生的某件事"。[一]如果个体不记得，那么他很可能把它再演绎出来："他以行动而非记忆重现这件事。他在重复这件事，当然他并不知道自己在重复它……最终我们会明白这是他记住这件事的方式。"[二]但是弗洛伊德没有意识到的是，人们只有在他人帮助下，感觉到安全和内心安宁时，才能重获自我的掌控感。

彼得理解到为了缓解心理创伤，个体必须处理身体的麻木、激动和无助感，而且通过某种方式运用**躯体**动作重获对自己生命的掌控感。即使讲述过去发生的故事也是一种有效的行动，这可以建构一个故事，让自己和萦绕自己的那些症状知道到底发生了什么。遗憾的是，很多受创伤的患者困在了自己的心理创伤中，没有获得这样的机会去建构原本的故事。

更加了解彼得的思想后，我逐步意识到他对身体感觉和躯体动作的重要作用有如此深刻的理解。他向我们展示了创伤后的反应不仅仅由大量行为组成，例如当被冒犯时特别容易爆发，或是被吓到时整个人麻木僵住，还包括一些无意识中的屏住呼吸、肌肉紧绷、括约肌缩紧等，还向我展示了整个机体（身体和心理）被困住，就像持续面对当下的危险一样。彼得是神经生理学家出身，后来在伊沙兰学院与艾达·罗尔夫共同研究身体疗法（如按摩、瑜伽、锻炼

[一] Sigmund Freud, Beyond the Pleasure Principle (The Standard Edition). (New York: W. W. Norton & Company, 1990), 19.

[二] Sigmund Freud, "Remembering, Repeating, and Working Through." In Standard Edition of the Complete Psychological Works, Vol. XII. (New York: W. W. Norton & Company, 1990), 150.

等可以放松心情的方法，以达到促进身体和精神状况的目的）。看到他所从事的工作，让我想起莫舍·费登奎斯，他曾声称，没有纯粹的心灵体验："两种生命体验，身体的和心灵的，在……发挥它们的作用。"[一]我们的主观体验中总是包含躯体感受的部分，就像所谓的躯体体验包含着心灵感受的部分。

大脑程序由内心体验所编制，而内心体验由躯体表现出来。情绪通过面部表情和身体姿势表达：愤怒时我们会捏紧拳头、咬牙切齿；恐惧时我们肌肉紧绷、呼吸变浅。思维和情感总会随肌肉紧张度的变化而变化，而且为了改变习惯的模式，个体必须改变身体的循环，这种循环联结着感觉、思想、记忆和行为。所以治疗师的基本任务是观察并处理这种躯体变化。

当我在芝加哥大学学习时，尤金·简德林教我关于"觉察到的感觉"（介于思想和行动之间的自我意识），但我并没有完全理解那是什么，直到我见到了彼得教授，他运用身体觉知去学习和感受。他运用触觉的办法大大启发了我。触觉在我的教养和学习过程中是严格禁止并完全忽略的，但是彼得使用触觉帮助我更好地觉察到了自己内部的体验，让我理解到触觉在帮助人们获得舒适并从他人那里获得心理社会的安全感的巨大作用。

觉察到自己的内在感觉、原始的感受，会让我们在从愉快到痛苦的感受范围内接触到自己当下身体的直接体验，源于大脑最深处的感受并非来自大脑皮层。这很重要，因为受创伤的人被他们自己

[一] Moshe Feldenkrais, *Body and Mature Behavior*. (Berkeley: North Atlantic Books, 2005), 191.

内在的状况吓坏了。让他们聚焦于自己的呼吸可以使痛苦的反应凝结；简单地要求保持镇静反而常常加剧他们的激动。

通过大脑扫描，我们可以从躯体自我部分观察到单独的神经束：复杂创伤后应激障碍患者在负责自我觉知（内侧前额叶）和身体觉知（脑岛）的大脑区域会出现面积缩减——身体 / 心灵 / 大脑已经学会了自我关闭。这种关闭意味着巨大的代价：传递痛苦和焦虑的大脑区域同时也负责传递愉快、高兴、意志力的感受和相关的情绪联结。

在本书中，彼得向我们展示了自我和他人的消极评价如何导致身心的紧张，这使得新的学习无法发生。为了恢复，个体需要自由地探索和学习新的行为方式。只有这样，神经系统才能自我重组，新的模式才能形成。而只有通过探索新的运动、呼吸和投注的方式，才能够达到这个目标，并且在这个过程中不能限定某些"固定"的行为模式。

在本书的后面，彼得·莱文阐释了创伤记忆是一种内隐的，由身体和大脑共同运载的，感觉、情绪和行为的混合物。创伤的印记在悄悄地推动我们，它不像许多故事和意识中的记忆，而是像情绪、感觉和"程序"，即像躯体自动地运行一样，是一种心理自动化的机制。如果创伤以一种程序式的自动行为再次诡异地发生，通过建议、药物、理解或稳定化都无法治愈，那么只有通过接触与生俱来的生命力量[⊖]才能治愈，这被彼得称为"我们内在坚韧和胜利

⊖　"inborn life force"作者自创的词语。——译者注

的驱力"。

这种力量由什么组成？随着你的内在觉察力的提升，你可以去了解自己，感受自己的身体冲动，关注自己的躯体怎样变得僵硬，以及情绪、记忆和冲动是如何被唤起的。创伤的感觉痕迹会对我们随后的反应、行为和情绪状态产生巨大影响。在习惯于长期的防御之后，让过去的创伤能够进入我们的意识中，我们必须以不评价的方式去关注它们，观察它们本来的样子：创伤的线索启动了内在的动力程序。遵循创伤记忆的本质会帮助我们重新安排与自己的关系。然而，这种正念的自我监控很容易被情绪压垮，令人产生突然的恐慌、失控行为，僵住或崩溃。

应对这种容易崩溃的状况，彼得提出一个基本的概念——"摆动"：接触自己内在的感觉，通过意识到自己会因感受而幸存，从而学会忍受这种感觉；接下来又刻意让自己回到安全的模式里。这一过程不仅是情绪的发泄，我更愿意称之为"吐掉自己的心理创伤"。学习小心地接触"这种感觉"，会打开新的可能性，让我们对自己内在潜伏的危险有所觉察，并获得对它的掌控感。在能够安全地体验与恐怖和消亡相关的感受之前，你第一次不得不和自己内在的力量与健康驱力的感觉接触。

本书中最为精彩和具有独创性的一个探讨是彼得阐释的，为了应对极端的逆境，个体既需要大脑的动机投入其中，也需要行为系统的参与。动机系统由大脑中的多巴胺系统所掌控，而行为系统由去甲肾上腺素系统所激活。为了运用意志力去应对巨大的挑战，二者都需要参与到治疗性的过程中来。这是缓解过往创伤，将过去从无助与屈服中转化到胜任和自我掌控的必要条件。

学会唤醒感觉而不被内部潜在的情绪所淹没组成了成功的治疗。在任何治疗中，最为重要的语言是"觉察它"和"观察接下来发生了什么"。让你观察自己的内在过程，会激活联结情绪和理智两部分大脑的回路，**这是已知的个体有意识地重构大脑知觉系统唯一方式**。为了和自我联结，你必须激活前岛（anterior insula），这是大脑中负责对身体和自我感觉的关键部位。彼得指出，许多呼吸、运动和冥想技术有助于接纳与整合内在深处的情感和躯体感觉状态。

体感疗愈（Somatic Experiencing）[⊖]中对内在体验和细微动作保持缓慢、细微和正念的注意，完全不同于大多数表达性治疗，在表达性治疗中通常关注外在直接的行为，而不是自我的感受。关注内部体验会揭示像无条件反射一样的程序性行为，这会涉及与意志行为不同的大脑区域参与，例如小脑和锥体外系统。

本书与一些鼓励创伤幸存者重现创伤的疗法在许多细节上完全不同。那些治疗方法有很大的风险让受创者再度处于极度恐惧和心理唤起的状态中，这会让过去那些极端的痛苦被强化。如果发生了这样的情况，创伤记忆可能会被再度巩固并与新的恐惧状态联系起来，这只会让淹没在人们内心世界的感觉增强。

本书有许多案例，详尽阐述了如何将体感疗愈的原则付诸实践。不仅可以运用于创伤受害者，例如车祸幸存者，还可以运用在

⊖ 该短语在正文中译为"体感疗愈"，等同于书名中的"身体体验疗法"。——编者注

新生儿、幼儿、学龄儿童和战争军人身上。体感疗愈并不是通过重现来"消退"对创伤的条件反应，而是创造一个新的体验与极端的无助体验重新协商，并以一种对体感和反应的控制感替代它。

这种疗法能够通过完成和解决创伤带给身体的巨大冲击，让极度的羞愧、悲伤、愤怒和丧失感平静下来。彼得的工作帮助我们超越了他所谓的"毁灭性的和解力量"，创造了内在的控制感和对过往失控感觉与反应的重新掌控。为了达到这个目标，我们需要创造一种象征的行为体验，对抗无助的妥协和失控的愤怒。**只有当我们有能力退后一步，观察自己，降低感觉与情绪的强度，并激发自己身体的防御反应时，我们才能够学会修正那些牢固的、不适应的、自动化的生存反应。如此，让那些挥之不去的记忆得以安放。**

巴塞尔·范德考克，医学博士
于佛蒙特州，卡伯特，2015 年 7 月 26 日

本书的作者彼得·莱文博士是体感疗愈（somatic experiencing，SE）的创始人，他从 20 世纪 90 年代中期开始教授他自创的这种疗法。自 2017 年开始学习体感疗愈之后，我开始在工作中加入使用这种疗法，一下子就看到其疗效。在我的个人体验中，它也让我在个人成长上受益良多。

在组织北京和上海的体感疗愈培训时，我越来越惊讶于在短短 30 年不到的时间里，这个培训已经遍布了全世界大多数国家的主要城市。我不断地向不同的培训授课老师和资深的助教老师问："你觉得这是为什么？"基本得到了一致的回答：因为彼得·莱文博士发现并整合了一些非常符合现实的方法，并把这些方法巧妙地运用到了治疗实践中，使得其实用性和有效性非常强。而且这些实践方法是在人的神经系统层面去工作，是跨文化的，所以不同国家和不同文化传统的助人职业者使用起来都不会有什么困难。

几年前，在第一次将有关体感疗愈的书引入国内时，我们采用了"somatic experiencing"的直译，也就是"身体体验疗法"。随着我们对这种疗法的认识加深，"体感疗愈"成了一个更加贴切的翻译。因为"体验"是体感疗愈中的一个主要方式，而"疗愈"是其带来的成果。同时，体感疗愈不像认知行为疗法（CBT）和眼动脱敏与再加工（EMDR），有一个相对标准化的治疗步骤，体感疗愈更像是教给治疗师很多原理和招式，治疗师可以自由地组合运用，因此我们选择译为"疗愈"而非"疗法"。

《创伤与记忆》这本书是彼得·莱文继《唤醒老虎》和《心理创伤疗愈之道》之后的第三本专门介绍体感疗愈的书。在出版于1997年的《唤醒老虎》中，他介绍了战斗 – 逃跑 – 僵住反应，以及如何把被卡住的能量释放出来，从而解决创伤这一主要思路。在2010年出版的《心理创伤疗愈之道》中，彼得·莱文重点介绍了体感疗愈中的一些重要概念，如滴定、摆荡和创伤旋涡等，让读者对体感疗愈有了更多的认识。在本书中，彼得·莱文则主要是对疗愈创伤的核心——处理创伤记忆，进行了更加深入的探讨。

彼得·莱文认为，创伤记忆绝不仅仅存在于叙事之中，更存在于身体层面之上。遭受创伤的人的身体处于一种持续的紧张状态，这种状态被称作"收缩"。这是一种静止的经历，他们感觉一切事情永远都不会有所改变。这种状态导致了无助、绝望和深深的沮丧。"收缩的感觉是如此可怕，永无止境，在眼前看不到任何可以缓解的办法。身体成为自己的敌人。"这种与创伤记忆相关的身体感觉，如肌肉紧张，都需要在治疗过程中得到处理以帮助患者从创伤中恢复。

同时，在处理创伤记忆时，也需要考虑唤起记忆的时机对治疗的影响。彼得·莱文反对那些让患者反复经历创伤的治疗方法，因为这可能会加强创伤记忆，并加剧痛苦。他希望将焦点转移到隐性的程序性记忆上，即所有生物体行为的"行动蓝图"。

我们大脑深处的程序性记忆，通常被认为是"如何做"的记忆，例如骑自行车。彼得·莱文指出程序性记忆中的其他两类：紧急反应和靠近或回避倾向。这些对于创伤记忆的形成和解决是至关重要的，紧急反应包括固定的行为模式，如战斗、逃跑和维持领土界限。回避倾向也经常被创伤受害者采用，会影响他们的日常功能。他认为，这些非适应性的程序记忆和情绪记忆是所有创伤的核心，但在治疗过程中，这些记忆可以被利用，因为它们在所有记忆系统中最为持久，尤其是在受到威胁的情况下。

莱文的方法是通过观察患者的身体姿态，识别出身体紧张的部位，并像物理治疗师那样工作，专注于放松那一部分。他用"扩张"来形容这一过程。与众不同的是，他在进行身体治疗的同时，还会和患者讨论他们经历过的创伤，旨在将心灵和身体融为一体。随着时间的推移，患者开始意识到，即便是回忆这些经历，他们也能够安然度过，而不会被摧毁。最终，患者能够稍微"扩张"，如莱文所描述的那样，在身体和情感上都变得更加放松。

通过这一系列的"收缩、扩张"循环，患者就能逐渐体验到内在的流动感和放松的可能性，并随着这种内在动力、自由度和流动性的增加，逐步从创伤的恐惧和束缚中解脱出来，从而达到治愈创伤的目的。

彼得·莱文作为当代创伤治疗的大师之一，他发展出来的体感疗愈已经惠及了全球数万专业助人职业者，他的数本专业书籍的中文版的引入，也打开了目前在中国以专注思维和谈话为取向的治疗创伤的思路。非常感谢机械工业出版社将一系列体验式的创伤治疗方法的书籍引入，这为中国本土心理治疗领域带来了新的活力。

常邵辰

加州执照心理咨询师

北京体感疗愈专业培训主办人

{ 目 录 }
CONTENTS

当前形势

没有现在和未来

只有过去，一遍又一遍上演

——尤金·奥尼尔

过去的暴行

千百年来人们一直被充满恐惧、害怕、无助感、愤怒、仇恨、复仇、无法挽回的丧失感的记忆折磨。在过去的文献和书中，例如希腊、苏美尔、埃及的悲剧史诗，以及成百上千的当代描写创伤的书、夜间广播和名人忏悔录中，创伤曾是，也一直是人类体验的核心。

尽管人类似乎偏爱将痛苦和创伤施加于他人，但是我们依然能够幸存、适应并最终转化创伤体验。成熟的心理治疗师运用人类天生的复原能力治愈和支持那些遭受生命威胁的灾难和重大事件的人们。这些灾难包括（但不仅限于此）战争、袭击、性骚扰、虐待、意外事故、侵入性的医疗手段（如手术）、自然灾难、目击挚爱遭受严重受伤或死亡。所有这些对有机体产生"震撼"的事件能够改变个体的生理、心理和社会的平衡性，使得对于这个特别事件的记忆占据统治地位，破坏对所有其他经历的记忆，也破坏了对当下时刻的感知与欣赏。**过去的暴行**产生的结果是干扰了人们对新的或熟悉情景的注意力。当人们有选择地注意过去创伤的提示线索时，睡眠成为敌人，生活变得毫无生机。

在创伤领域中，无论是在病理学上还是治疗上，或许没有什么比创伤记忆的作用更令人困惑的了。不同实验团队进行的研究常常互相矛盾。而且临床工作者和学术研究团队很少互相交流，这是件非常不幸的事情。最为重要的是，创伤记忆完全不同于其他普通的记忆，这让许多治疗技术出现了潜在的混乱和误用。

尽管本书面向针对创伤记忆进行工作的心理治疗师，但它同样是写给所有努力从自己过往的挥之不去的记忆中摆脱出来的人们，以及那些渴望获得长久内心平和的人们。它也是写给仅仅对记忆如何掌控我们的生活、记忆的巨大模糊性、记忆令人费解的不确定性以及记忆的一切是如何运转进行的科学与临床研究感兴趣的读者们。

我们开始这次探索前，需要明白记忆以多种形式存在，也就是说，不同形式的记忆之间功能和结构均不相同。同时，这些不同的记忆系统（涉及大脑不同的部分）必须共同合作才能产生有效的功能运转。本书讲述的是我们如何学会应对那些挥之不去的记忆，将它们从痛苦和暴行中释放。

大多数当代的心理治疗都笼罩在弗洛伊德和他的跟随者的阴影下，或是由各种各样认知行为治疗方法所指导。然而，这些缓解人类心灵痛苦的方法在与创伤及其潜在的记忆痕迹进行工作时都遇到限制。尽管上述治疗模式确实能够指出与创伤相关的功能不良表现，但是它们不能到达创伤本质上的核心。它们无法充分意识到受创伤冲击的基本的躯体与大脑机制。唉！这使得治疗中最基本的人类需求和动机未能满足。

创伤会冲击大脑，震慑心灵，使身体僵住。它会压垮创伤受害者，把他们抛弃在无助、绝望、折磨的飘摇大海中。对于一名治疗师而言，看到来访者身上的这种绝望，会让他感觉到强烈的召唤，这推动着治疗师去有效地缓解这种痛苦。越来越多的治疗师被这份工作所吸引，他们尝试运用各种治疗流派（及其分支）对创伤记忆进行治疗，这推动了这些流派和技术的广泛传播和运用。各种各样方法的形成有这样一个年代顺序：梅兹梅尔氏催眠术、催眠、分析、暴露、体感疗愈、眼动脱敏与再加工（EMDR）和各种"能量心理学"（"energy psychologies"，例如 point tapping）。

许多心理动力学治疗师必须探究患者的过去是如何在当下上演的。通过这样的方式，他们可以帮助患者获得一个更好、更健康、更专注、更实际和充满生气的未来。但是如果没有理解创伤是如何变成一种记忆的痕迹印刻在躯体、大脑、心灵和精神上的，治疗师肯定会在错综复杂的原因和效果中迷失方向。对于有效的治疗来说，很重要的是要重视创伤如何变成人们感知到威胁时躯体的直觉反应；某种情绪状态是如何固着在那里的，特别是像害怕、恐惧、愤怒和一些习惯性的情感状态，如抑郁、双相情感障碍、失去活力；最后要重视创伤如何以各种各样的自我毁灭和重复性的行为表现出来。

如果没有很好地掌握**创伤记忆的多维结构，就像它储存在大脑中也发生在躯体内**，治疗师就会经常陷入模糊和不确定的沼泽中无谓挣扎。的确，关于所谓的找回记忆的误解引发了来访者及其家庭很多不必要的痛苦，同时也带给治疗师困惑和自我怀疑。

或许我们很不乐意承认这一点，许多治疗师正受到关于记忆本质的普遍误解的影响。过去，学术界和临床中的心理学家们倾向于研究"语言通达的记忆"。这是记忆的"陈述"模式，它在小学、中学和高中，以及大学都受到鼓励。毫无疑问，作为学术界的产物，心理学家和心理治疗师们条件反射地认同这种有意识的特殊记忆。然而，有意识的、**外显的记忆仅仅是已知的浩瀚冰山一角。原始的内隐体验**推动和激发了我们的行为，但它处于冰山的水下层几乎没有痕迹，而这种行为方式在我们意识层面只能去想象。但是如果我们要进行有效的创伤治疗，就必须去想象、去理解，因为创伤的记忆痕迹会同时留在心灵和躯体上。

第 1 章

记忆：礼物抑或诅咒

记忆的幻觉

记忆是影像的选集，有些捉摸不定，有些深深刻在脑海、难以磨灭。每一个影像就像一丝纱线……纱线编织在一起，组成了我们错综复杂的生命织锦。这些织锦的图案讲述了一个故事，这个故事就是我们生命的历程……对于过往的故事，我有洞察一切的天赋。但是真相会随着生活的灯光改变颜色，所以明天会比昨天更清晰。

——卡斯·莱蒙斯的电影剧本《仲夏夜玫瑰》

在 2015 年年初，备受尊重的记者、媒体传播界的明星布莱恩·威廉姆斯羞愧离职。他曾在媒体公开声称：在战争前线，他一度暴露于极端的威胁之中。这个"谎言"和不断增加的舆论压力击溃了他。现在我们知道了事实的真相：当时有一架直升机被火箭击中，随后威廉姆斯乘坐的直升机才起飞。之后，这个故事逐渐演变成另一个版本，在这个版本中，讲述着他确实是坐在那架被火箭击中的直升机上。社会公众和评论家们都感到很惊讶，威廉姆斯会因为华而不实的英雄主义和自我膨胀而让自己的名声处于巨大的风险之中。人们都在问自己：我们是如何被这样真诚与热心的新闻主播所欺骗的？

　　想想类似的公众人物"失足"事件：希拉里曾经宣称自己在波斯尼亚处于狙击手的枪口下，可是后来她承认自己"搞错了情况"。抛开党派之争不谈，让我们不要忘记这样一件事情：米特·罗姆尼曾说自己记得底特律大赦年，可是这发生在他出生前九个月。这些名人都是彻头彻尾的骗子吗？真正的答案是，这些歪曲的记忆，尤其是在高度压力和危险时刻所发生的事情，记录的是我们敏感的事情。值得一提的是，我们会支持罗姆尼的"生前记忆"，因为许多人会把家庭照片或多次听到的故事融入"真实的"个人回忆中。实际上，我们对某个事件赋予的意义能够对该事件的记忆内容产生重要影响。用精神分析学家阿德勒的话说："遇见一个人的时候，人们会从无数个对他的印象中，选择性地记住那些和自己所处情境相关的部分。"

　　亚里士多德认为人类出生的时候就像一块白板，而我们都是一系列记忆烙下的产物，就像是在白板上刻下蜡制印记一样。但是，记忆并不是这样一种物质，我们必须承认这个糟糕的事实：记忆不是一个有形、明确、可复制的实体，它不像录像那样，能够按照我们的意愿随意重放。它是一种在形式和意义上瞬息万变的东西。记忆不是一个离散的现象，也没有固定的结构，它不会像雕刻在石头上的痕迹那样永恒不变。它更像是一个易碎的纸屋，不稳定地驻扎在不停流动的时间之沙上，会因人们的解释和虚构而变化。的确，记忆处于不断重构中，就像海森堡的不确定性原理中任意、不受控制且难以预测的电子那样。正如观测电子的运动会改变它的位置和动量，同样，记忆之纱纵横交织会编织出一缕缕轻纱，而这缕轻纱的色调与轮廓会随着光与影的变化，在一天的不同时刻与一年中不同的季节发生变化。

文学与电影一直执着于描述记忆的错觉。20 世纪 50 年代黑泽明所导演的电影《罗生门》将记忆固有的主观性和脆弱性淋漓尽致地描绘了出来，电影中四个角色对同一事件有着极其不同的记忆。正如电影中所展示的，记忆就像是稍纵即逝的梦境：正当你试图捕捉它时，它就溜走了，仅给我们留下些许安慰——旁观者变幻莫测的视角可能是对记忆本质仅有的真实可靠的界定了。所以我们真的可以在回想某些事情的过程中不改变记忆吗？答案是：不可能。

哲学家、电影制作人，以及许多当代认知神经科学家，都对回忆的真实性提出了质疑。马克·吐温曾经承认："我年纪很大了，我记得许许多多的不幸之事，但这些事情大多数并没有发生过。"换句话说，他当下的不幸使得他能够"记得"（例如构想出）那些从未真正发生过的事情。最近有项研究引起了轰动，发现记忆确实是一种**重新建构的过程**，它会不断地选择、添加、删除、重排和更新信息，这一切都跟随着不断前进的生命过程。

在接下来的篇章中，我们将探索记忆易变性的含义，并尝试理解创伤记忆的类型。探讨这个话题的一个中心前提是，当前的情绪状态可能是决定我们记得哪些事情和如何记住一些事情的主要因素。首先，改变当下的情绪状态是对创伤记忆进行有效工作的必要条件。在当前的临床工作中对创伤记忆知之甚少的是，（不论任何原因引起的）我们当前的心境、情绪和躯体感觉都会深远地影响我们正在"回忆的事情"。记忆中的影像和想法在我们的知觉场中被唤起，并（无意识地）选择与我们当下的情绪状态相匹配。我们当下的心境和感觉在**如何**记住某个事件，以及应对和重构这些事件时，发挥了关键作用——这种心境和感觉建构了我们与这些"记忆"不断演变的关系。

研究记忆有效性和可靠性的关键在于研究它的生物基础和它的心理、发展以及社会的功能。如果毫无疑问地，记忆被证明是难以捉摸和虚假的，那它的价值是什么，它固有的局限是什么？什么时候记忆是值得信任的，而什么时候会背叛我们，让我们在模糊与不确定的泥潭中挣扎？什么时候记忆会被"魔术师"们所捏造？或者被治疗师、家庭成员、律师、政治家们所捏造？而什么时候它有可能因社会群体、部落、家族的集体无意识而引起历史的扭曲？以及什么时候，巫师或军队的行动是主动自发的，什么时候这些行动是无意的？

关于创伤的形成，许多治疗模式似乎有一个误解，甚至忽视了这样一个本质的问题：在怎样的条件下，记忆可能是一种治愈的力量，而在怎样的条件下，它是毁灭性的？什么时候记忆会导致自我造成的痛苦和不必要的苦难？最为重要的是，我们如何区分这些差异？

漫步记忆的小路

记忆形成了自我认同的基础，并帮助人们定义什么对于人类是有意义的。尽管记忆不必完全准确或永恒不变，但它是一个有魔力的指南针，指引我们走过许多新的旅程。在这些新的体验中，它提供一个背景环境，让我们可以自信地计划下一步旅途，从而形成与我们生命轨迹一致的故事。简而言之，正是通过记忆，我们在这个世上找到了自己的道路。当我们开始一种新的习惯，学习一种新的舞蹈，和陌生人建立联系，理解一个新的概念时，问题和困难就出现了。我们缺少已建立的模式，所以需要组织新的信息和经验。

如果只考虑最基本的功能，记忆必须能够使人们把握未来。人们可以从过去的经验中挑选，并通过这样的经验建立有效的方法，从而不去重复那些让我们受到伤害的反应。简而言之，记忆把握的未来受到我们过去历史的影响，但也不会完全被限制。通过记忆，我们联结了现在与过去。在对比现在与过去的相似和区别中，我们对过往诸多威胁、安全、满足以及重大的成就和失败进行整理分类，然后重新组织这些信息，形成我们现在与即将到来的选择。我们渴望以这样的方式创造一个比过去更适应、更有收获、更美好的未来。乡村歌手文斯·基尔的歌中唱出了这样的真理："ain't no future in the past."（没有不存在于过去的未来。）

让我们回想，在一个清新多彩的一天，漫步在小树林中，脚下踩着一片片树叶，将自己内心私密的想法和感受与好友分享。这样的记忆能很愉快地到达我们的意识中。尽管有些回忆已经很遥远了，但这些往事常常以淡淡的感觉印象镌刻在我们的记忆中，比如树叶腐烂的气味和它们被踢到空中发出的哗哗声，空气中的丝丝寒意或秋叶精致的颜色。面对同样熟悉但不愉快的那些记忆，我们会想要退缩，并且更希望能遗忘它们。可是这些负面的记忆常常能够有力地捕捉到我们的注意力。比如，当我们被爱人拒绝，或失去一次升职机会，我们总是难以将这些事情置之脑后。这样的往事令人痛苦，可能在我们的脑海逗留多年，有时当我们想起它，那种痛苦和辛酸的体验似乎和它当初发生时一样深刻与鲜活。任何气味、视觉、声音，以及和这些记忆相联系的身体感觉都能够让人感到烦扰、不悦和令人排斥。这种反应迫使人们自发地回避，结果却无意间将记忆线索联系了起来。然而，我们可能会将这些痛苦的往事与朋友或治疗师诉说，将它们描述成一个合乎情理的、连贯一致的故事——不论是令人愉快还是让人烦扰的往事。我们通常能够回想起这些记忆，从中有所收获，然后继续我们的生活。我们都会从错误和失败的经历中、从或大或小的胜利或成就中丰富自我，获得新的力量。

　　记忆最显著的特点是，它会被身体感觉和情绪所渲染，不论这种感觉是好是坏，快乐还是悲伤，愤怒还是满足。实际上，记忆中的情绪冲击很大程度上是学习开始和增强的动机。我们称之为学习的过程，实际上是一种模式、情感、行为和知觉的输入，以及从过往经验中建构的、满足当前需要的记忆痕迹。[1]简而言之，过去的记忆痕迹影响着现在与未来的计划，这一计划通常在我们意识的监控之下。不同于重复性的新闻简报，我们的记忆更加易变，在一生中它可能会被塑造和重新塑造许多次。记忆处于持续的变化中，处于不断地形成和重组的过程中。

创伤记忆

> 没有最糟，什么都没有。（no worst，there is none.）
> ——杰拉德·曼利·霍普金斯

　　不同于"普通"记忆（包括好与坏）具有易变性，会随着时间发生动态的变化，创伤记忆是固定和静止的。它们是从过往的势不可挡的深刻体验中获得的记忆痕迹，这些深刻的记忆痕迹镌刻在受害者的大脑、身体和心灵上。那些残酷的、冰封的记忆痕迹不会变化，也不会随着当下的信息而有所更新。这种"固化"的印象阻碍了我们形成新的应对策略，获得新的意义。生活中没有了鲜活和千变万化的此时此刻，没有了真实的流动。所以，**过去发生的一切总在当下上演**；正如威廉·福克纳在《修女安魂曲》中所写："过去永远不会死，它甚至还没有过去。"它以多种形式的害怕、恐惧症、躯体症状和疾病表现出来。

创伤记忆完全不同于令人愉悦或烦忧的普通记忆，这些普通记忆通常能够被加工成一个连贯一致的故事。而"创伤记忆"常常以片段式的记忆碎片形式出现，比如难以整合的感觉、情绪、影像、气味、味觉、想法等。例如，一次重大交通事故中的幸存者，当他在加油站加油，闻到汽油的味道时，他突然被极度的心跳加速和不可阻挡的恐慌感所包围，拼命地想要逃离。这种混乱的碎片化记忆不会在平常的生命故事中出现，但是创伤记忆作为一种不受控制的侵入性片段或躯体症状会被不断地"重播"和再次体验。我们越是试图摆脱这样的"闪回"，它们越是阴魂不散，折磨和抑制我们的生命力，严重地限制我们生活在此时此地的能力。

创伤记忆可能也会表现为无意识的"行为"。例如，反复地经历"意外事故"或无意地让自己暴露于危险的境地。许多例子证实了这一点，例如童年期遭受过性侵犯的儿童，成年后更有可能寻求与犯罪男性建立关系，或进行不安全的性行为；战争老兵从军队退役后，会立刻申请加入反恐特警组，他们"沉溺于"兴奋与危险之中。

"再现"创伤记忆作为一种少见的情绪崩溃的体验，会无法控制地爆发，突然间使人们成为脆弱的受难者。这些记忆的碎片似乎没有来由，生生地将受害者的生活打断，不论他们正在行走或是睡眠。遭受心灵创伤就像遭受了诅咒，使人们陷入无穷无尽的梦魇中，那些难以忍受的折磨会反复播放，人们会被不可阻挡的强迫想法和冲动所摧残。经历创伤的人们被生活困住了，直到他们能够以某种方式处理这些不断侵入的记忆，将它们同化，最终能够形成连贯一致的生命故事，从而将这些创伤记忆安放；或是能够平静地对待这些记忆。这种生命故事的**完整性**（completion）修复了过去与未来的连续性，促进并激发了人们的坚韧以及真实的乐观精神，从而使生活继续前行。

回首过去

在"神经症"的治疗中，创伤记忆的角色如同 20 世纪早期精神分析学派的"罗塞塔石碑"[⊖]。弗洛伊德首次在临床工作中

　　⊖ 罗塞塔石碑是一块制作于公元前 196 年的大理石石碑，原本是一块刻有埃及国王托勒密五世（Ptolemy V）诏书的石碑。因为其用希腊文字、古埃及文字和当时的通俗体文字刻了同样的内容，使得它成为近代的考古学争相研究的焦点。此处比喻创伤记忆成为精神分析学派研究的焦点。——译者注

处理致病的隐藏（"压抑的"）记忆，他因此而举世闻名。事实上，他站在了巨人的肩膀上，其中包括让－马丁·沙可，皮埃尔·让内在巴黎萨尔贝蒂耶埃医院所做的工作。他们是真正第一个看到记忆是如何通过所谓的压抑和解离（dissociation）被隔离在意识之外的。随后他们发现治疗可以通过将意识之外的这部分内容带到意识中，从而达到治疗效果。先驱们的成果启发了弗洛伊德，影响着他早期的创伤理论。

但是弗洛伊德随后放弃了这一说法，即创伤发源于外部重大事件，转而强调内部机制，如"俄狄浦斯情结"和其他"本能冲突"，让内的巨大贡献因而被掩盖。随着弗洛伊德神一般的统治地位建立，以及家庭虐待与性骚扰的混乱事实难以说清，创伤来自外部重大事件的说法几乎消失在心理学圈子里。换句话说，在第一次世界大战士兵出现"炮弹休克"后，这一说法才重见天日。社会和心理学界偏爱弗洛伊德的内在冲突这个新的焦点（例如"俄狄浦斯情结"），从混乱与令人不安的儿童性虐待的家庭动力中转移视角，这一偏见是维多利亚时代，受人尊重的医生、律师和银行家们共同推动的结果。幸运的是近百年后，在纪念让内于 1889 年出版的里程碑式的书籍《自动化的心理》跨世纪的纪念研讨会上，巴塞尔·范德考克和翁诺·范德考克在会议论文中重新阐释了让内对创伤深刻的理解，包括创伤的病因学以及该理解对治疗的启示。"[2,3] 这段对创伤的理解和治疗历史，在范德考克最近的综合类书籍《身体从未忘记：心理创伤疗愈中的大脑、心智和身体》中有非常高的赞誉。

记忆战争：虚假记忆的真相、真实记忆的假象，以及"记忆消除"的邪恶圣杯

> 记忆是历史的谎言集，优秀的作品就像记忆一样，
> 必须有特定的日期和时间；这样的话，故事看起来就
> 是真的。
>
> ——丹尼尔·施密德，瑞士电影导演

在 21 世纪之交，记忆这个话题成为当代认知神经科学难以捉摸的圣杯⊖，并在 2000 年拿下诺贝尔生理学奖。⊜而在 50 年前，在创伤治疗中记忆的关键作用有巨大的分歧，一场真实的记忆战争爆发了。战斗的一方是一批心理治疗师，他们强烈地推动患者去"恢复"那些长期遗忘、"解离"或压抑的童年遭受性骚扰或虐待的记忆。这个痛苦的情绪疏导过程往往伴随着反复强烈的疏泄（abreaction）⊜和频繁的攻击性投注（violent catharsis）。这些高度紧张的反应在"表达性的"治疗中常常被使用，在小组设置中参与者被鼓励（或常常被推动）喊出他们的

⊖ 圣杯的传说来自基督教，传说那是耶稣基督在最后的晚餐中使用的绿柱玉琢制的酒杯，而圣约瑟则用它来接耶稣基督伤口流出的宝血。在罗马帝国灭亡后欧洲黑暗时代的亚瑟王传说中，寻找圣杯则成为骑士们的最高目标。在延续千年的传说之后，现圣杯常被用来代表众人追求的最高目标。——译者注

⊜ 埃里克·坎德尔以研究海兔的巨型轴突突触中发生的学习现象获得诺贝尔奖。

⊜ 心理动力学概念，指个体将被压抑的创伤事件的记忆"再现"和意识化的方法。

痛苦和愤怒,在令人恐惧的回忆中"恢复"令人恐惧的记忆。

这些患者中许多都是女大学生,她们遭受抑郁、焦虑和惊恐发作,拼命寻求解决办法。通过这样的宣泄,她们找到了一种治疗痛苦的办法。那些痛不欲生的苦恼让她们疯狂地寻求结果和宽恕,以及这种强烈的疏泄带来的短暂缓解。真实地感觉到这些"恢复的"记忆让她们对自己有了一个"解释",找到了这样一个她们承受深刻痛苦的理由。这些宣泄也刺激了高度上瘾一般的肾上腺素飙升和内源性阿片类物质(内啡肽)[4]的大量上涨。这些生化混合物,加上不断诉说类似故事所产生的强大的群体联系(也是由阿片类药物介导的),具有强大的吸引力。[5]的确,许多这样的受害者有令人恐怖的家庭虐待历史,这些治疗师揭露了这些历史。但不幸的是,治疗师们常常感到困惑或不确定。甚至即使确定时,他们也常常无法提供深度和持久的有效治愈。在许多情况下,这样的宣泄导致许多不必要的痛苦。许多指导性治疗师完全相信这种"恢复"记忆的治疗性价值,即使有时候他们相信的事情并没有发生,并且他们否认给所谓的恢复患者及其家庭的生活带来的有害效果。

这场战斗的另一方是一群关于记忆的学术研究者们,他们坚定地声称那些"恢复"记忆的方法通常是错误的,因为那些记忆往往是虚构的。他们的这些结论基于大量的实验结果,在实验中研究者们成功地植入了并没有发生的虚假"创伤"记忆。这些研究最让人印象深刻的部分是,让参与研究的大学生相信自己"小时候曾在大型商场中走失过"这样一个植入的虚假记忆。这些"记忆"常常包含一个清晰的画面：自己被陌生人找到了，带到父母身边。然而，实验前研究者和学生的父母进行访谈已经证实类似于这样的事情从未发生过。在一个对该实验的反驳中，巴塞尔·范德考克指出，学生们没有表现出发自内心的焦虑感，而如果记得童年发生过这样的片段，[6] 几乎肯定会伴随一定程度的焦虑。但是，像这样的实验让很多记忆研究者得出同样的结论（即使并非所有人），治疗性的恢复记忆其实是潜意识中被治疗师无意间（或有些情况下是有意）植入的。首先，让我们来看看贝丝的故事。

贝丝

贝丝在 13 岁时，在非常可疑的情况下，她的母亲被发现死于家中的游泳池内。更让人极度痛苦的是，很有可能是母亲自己结束了自己的生命。这个巨大的冲击事件两年之后，贝丝失去了自己的房子。一场大火毁掉了她的房子却留下了街区其他人的房子。

想象一下这样的冲击吧，一个失去母亲的女孩站在她烧毁的房子外面，胸前抱着衣衫褴褛的泰迪熊。她有一次说，尤其感到烦恼的是在大火中失去了自己的日记。她最大的恐惧并不是日记在大火中丢失了，而是它有可能落入他人之手。[7] 我们难以想象这位脆弱的少女在日记中记录了怎样的记忆和秘密。

贝丝从所有这些失去中理解了什么？她如何处理过去挥之

不去的回忆对现在潜在的影响？在突然失去房子之后，她如何努力去处理自己对母亲死亡的疑惑？就像她日记本中的内容一样，这些答案我们永远无法得知。但是贝丝成年生活的方向迟早会展现出勇敢、坚韧、坚持不懈，以及一个集中的焦点：伊丽莎白·洛夫特斯⊖成为一名著名的记忆研究专家。

多年来，洛夫特斯教授声讨运用恢复记忆的治疗师们，她沉迷于验证很多治疗性唤起的受虐待记忆是一种虚假记忆。随后她开始坚定地调查记忆被删除的可能性。她研究学生对于令人烦扰记忆的消除持有什么态度。研究中询问大学本科生有一种记忆抑制的药物可以在发生被抢劫或被攻击的事情之后使用，他们是否愿意去用这种药物。几乎有一半的参与者回答愿意尝试。但是仅有 14% 的人说"他们真的会去用"。[8] 在类似的一个调查中，在"9·11"事件发生时"爆心投影点组织"（Ground Zero）的救援人员，一群消防员战士中称自己想使用药物来消除恐怖记忆的仅占 20%。洛夫特斯教授为此感到惊讶，认为这肯定有所低估。用她自己的话说："如果我曾遭受袭击，我会使用这样的药物。"[9] 尽管贝丝似乎没有产生这样的联想，但是她确实承受了来自失去母亲和童年成长房子的"袭击"。

无论一个受伤的孩子，像贝丝一样多么想要脱离那段记忆，那段记忆都会一直跟随着她，就像内心的鬼魂一样潜伏在阴影中。谁不想从记忆库中根除这段挥之不去的记忆呢？但是我们无

⊖ Elizabeth Loftus，Beth（贝丝）是其昵称。——译者注

法得知，这会给独特的人性带来什么风险和代价呢？我们应该发现，存在更加建设性和积极的方式去接近和应对糟糕的记忆。

我们从未怀疑，痛苦的记忆塑造了我们的生活。这些记忆就像九头蛇一般（我们徒劳地斩断一个个头）不断回头撕咬我们，折磨我们，塑造我们，不论我们有多么想要消除、否认或洗刷它们都是徒劳。如果我们**接纳**，而不是**否认**这些记忆，接触和利用它们"压抑的能量"将自己从这些记忆的束缚中释放，会如何呢？

我们意识到，两种记忆的观点都有其道理（记忆的虚假性和可恢复性），尤其在关于治疗创伤和其他精神的伤痛中，记忆起到的关键作用上。两大阵营和它们的治疗方法正在许多问题上激烈碰撞，如自己未解决的创伤，心理动力学的观点，科学的偏差、偏见，支持自己固定观点的"有选择性的"数据。好像双方都认为对方是绝对不可靠和错误的，并自动地认为对方所有的信念和数据都是错误的，甚至当研究和临床观察获得了一致的结果时依然如此。两大阵营似乎表现出不必要的防御，以及对于从对方身上学习的深深抗拒。遗憾的是，他们的差异不仅仅在科学、客观性和开放探究的舞台上演，还常常通过媒体名人的故事，出现在法律、新闻和公众观点的大堂之上。

这些"记忆之战"更为根本的是对于记忆本质的广泛误解。

{ 第 2 章 }
CHAPTER 2

记忆的结构

记忆由……组成

要理解创伤记忆的本质，需要回到"记忆之战"的悬崖之巅，在我们称之为"记忆"的东西，它的多重结构形成时，去澄清它复杂的成分。一般来说，记忆有两种类型：**外显记忆**和**内隐记忆**，前者处于意识中，而后者处于无意识中。这两种记忆系统（每一种至少还可以划分成两个子类别）独立发挥功能，并在神经解剖学上由独立的大脑结构所传导控制。同时，它们都是在我们面对生活中各种情景和挑战时的指南（见图 2-1 ）。

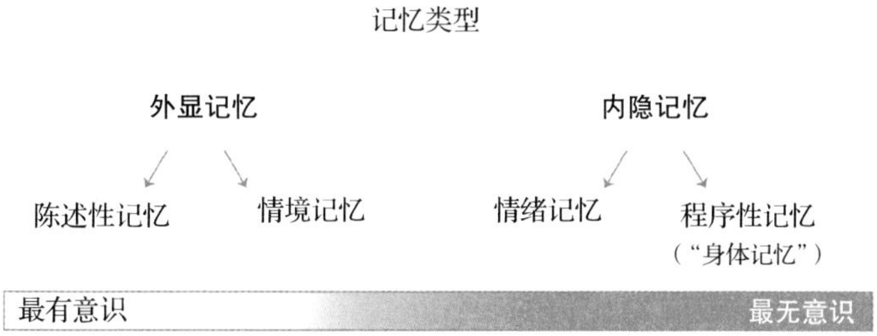

记忆类型

外显记忆　　　　　　　　　　内隐记忆

陈述性记忆　　情境记忆　　　　情绪记忆　　程序性记忆
　　　　　　　　　　　　　　　　　　　　（"身体记忆"）

最有意识　　　　　　　　　　　　　　　　　　最无意识

图 2-1　基本记忆系统

外显记忆：陈述性记忆与情境记忆

嗯，我郑重宣布。(Well, I do declare!)

——斯佳丽·奥哈拉,《飘》

陈述性记忆是外显记忆中最为人熟知的一种类别。它是我们脑海中详细信息的分类目录，是记忆世界中的"细目清单和购物清单"。陈述性记忆使我们有意识地去记住事物，让我们有条理地讲述记忆中一个有开端、过程和结局的真实故事。大多数外行人，包括一些心理治疗师，倾向于认为记忆主要就是这种具体的形式。只有这种有形的记忆形式，我们能够主动去唤起和讲述出来。陈述性记忆的总体作用是和他人交流互不关联的信息流。这些"语义的"记忆是客观的，没有感受与情绪在其中。如果没有陈述性记忆，就不会有汽车、飞机、计算机、邮件、智能手机、自行车、滑板和钢笔这些概念。没有陈述性记忆，人们不会掌握火的使用方法，这种技能也无法传遍整个世界，人类可能依然无助地生活在阴暗潮湿的山洞里。简而言之，我们所知的人类文明就不会存在。

陈述性记忆是相对有序而整齐的，就如高度结构化的大脑皮层一样，作为陈述性记忆的硬件与操作系统。尽管陈述性记忆是记忆系统中最有意识和主动的部分，但它是最默默无闻的。对于以深层探索为目的的心理动力学方法来说，陈述性记忆几乎没有治疗性意义。但是，陈述性记忆是许多认知行为疗法的基本成分。

如果陈述性记忆以"冰冷的"事实为特点，那么外显记忆的第二种形式——**情境记忆**的特点将会是"温暖的"、触摸起来有温度的。情境记忆通常会融入情绪基调和活力，不论它具有积极还是消极的效价。情境记忆生动地记录了我们的人生经验。它将"理性"（外显的/陈述的）和"非理性"（内隐的/情绪的）动态地联结起来。这种联结功能促成了条理清晰的个人故事的形成，也增强了故事的鲜活性，我们能够给自己和他人生动地讲述这个故事，它让我们的生活变得有意义。原始的情绪、微妙的感受、事实和与他人交流的过程，以及这些要素之间的联系对于从创伤（未来和过去几乎没有变化）转化为一种建立在新的体验、信息和可能性上的开放的未来是至关重要的。

过去的回忆

情境记忆（有时又称为自传体记忆）不是主动唤起的，在某种程度上是自发出现的，就像生活中的小插曲。这种记忆一般会传递一些模糊的情感基调，朦胧如梦幻般。在意识层级上，自传体记忆比"购物清单"式的陈述性记忆要低（更自发和自动化），但是比内隐记忆的层级要高（更主动和刻意）。一般来说，情境记忆比陈述性（事实）记忆更易觉察出细微差别，记住模糊的情景。当把注意力聚焦在大致的方向上时，我们能在情境记忆的迷雾中漂流，在回忆中进出自由。尽管这些记忆有时是间接和模糊的，但是在一些情况下，它们留在头脑中的形象异常清晰、栩栩如生。情境记忆比"细目清单"式的陈述性记忆更加自动化，更引人关注和使人愉快。它们常常暗地里对我们的生活产生重大影响。

举我个人的一个情境记忆的例子，在纽约布朗克斯区读五年级的第一天，我走在回家路上，我记得自己正和朋友谈论新老师有多么**恐怖**。有人温柔地拍了拍我的右肩，打断了我滔滔不绝的夸张言论和草率的抱怨。当我回头看到白发苍苍的库尔兹夫人时，我吓得心脏都要跳出来了。"你觉得我真有**那么坏**吗？"她低下头疑惑地盯着我问道。随着后来事实证明，库尔兹夫人是我小学最好的老师，这个故事有了一个美好的结局。我乐意接纳这段情境记忆带着遗憾的欢喜回到我脑海中。尽管我很难再想起五年级的任何其他事情了，但是不知道为什么，这一小段回忆代表和囊括了我整个五年级。这段回忆肯定没有扭曲我的直觉，就像当初她的手拍我肩膀时带来的感觉一样。

就像刚才提到的，除了关于库尔兹夫人的这段记忆，回忆那一整年，我无法主动想起任何其他的事情了。当然，从小学 1 年级到 6 年级，我确实还能想起一些其他零零散散的事情，并且大多数事情都是令人不愉快的。我所有其他的老师都格外地无趣，甚至有些非常残忍和暴虐。除了幼儿园和学前班阶段，我在基础教育学年中的学习体验是别人把学科知识硬塞到我手里的。我讨厌学校，学校也讨厌我！

库尔兹夫人的这段情境记忆演化成我个人的自传故事中真实的一部分。它成为理解和向他人讲述我生命那个阶段的方式。尽管真实情况隐藏在背后，但是对库尔兹夫人的这一小段记忆发挥着支点的作用，成为我逃离和摆脱沉闷、压抑的学习生涯的转折点。它促成了一个新印象的出现，人可以积极甚至有趣地学习。这让一个新的感知信念系统出现了，并且它贯穿我的整个学业生涯，延续到我现在的职业和爱好中。

五年级之后，直到高中（在一个危险和动荡的地区，持刀的布朗克斯帮派十分猖獗），我遇到四名好老师，他们分别教授科学与数学。然后在大学里，我发现有一些更加鼓舞人心的老师，他们十分支持我的研究兴趣。这种感觉在研究生时期继续存在，我受到加州大学伯克利分校内外一些重要导师们的喜爱，在这里我完成了自己的研究生生涯。我在思想上的指导来自唐纳德·威尔逊、尼古拉斯·丁伯根、厄斯特·盖尔霍恩、汉斯·塞利和雷蒙·达特，我在他们的羽翼下成长。随后，我发展出身心治疗的整个过程，受到更多老师和心理治疗师的给予、照顾和挑战，包括艾达·罗尔夫和夏洛特·赛尔文思。现在，我发现角色反转了，我成为许多学生的老师。他们转而也会指导自己的学生，而学生通过治疗实践影响着千千万万的其他人。

　　谢谢你，库尔兹夫人。感谢你的温暖、幽默、快乐，以及对了解这个世界的激动之情。这留给我非常重要的一段情境记忆，它把我带到了我的导师们面前，也把他们带到我身边。我一直坚信，60 多年前你温柔而友好地拍拍我的右肩，那一举动改变了我的整个人生方向；事实上，我相信这种改变，它以奇妙的方式发生，令人感激。在这个特别的例子中，情境记忆在创造美好未来的过程中发挥了至关重要的作用。每一次事后回忆，记忆都会变得更加丰富、更有意义。这种自我更新的性质是记忆能够发挥它激活功能的原因，这通常发生在我们的潜意识中。

　　情境记忆帮助我们定位时间和空间，从过去经历中挑选突出而有利的结果进入到未来。大多数我们所知的情境记忆都来自对人物的语言报告，就像我的库尔兹夫人。即使鸟儿也有类似情境记忆的系统。克莱顿和迪金森在对西部灌丛鸦的研究中发现，[10] 这些鸟类也有类似情境记忆的系统，这使得它们有强大的生存优势。鸟类不仅能够记得不同食物的藏匿地点，而且能够区分它们的特点。这种区分取决于食物的易腐烂性质，以及从藏匿食物起经过了多长时间。鸟类能够根据过去发生的事情记得"是什么食物，藏在哪里，藏了多久"，并提取和运用这样的信息。根据研究者们的观察，这些行为符合情境记忆的行为标准。一个类似的研究针对的对象是蜂鸟，发现它们能够记得某种花在哪里，以及最近的路线如何达到。这样它们可以最有效地获得新鲜的花蜜。其他许多研究都证实了这种情境记忆存在于许多物种中，包括老鼠、蜜蜂、海豚、大象以及各种灵长类动物。[11]许多行为我们认为仅仅是人类所特有的，但是情境记忆却被证实来源于进化的源头。这种记忆不仅仅是在沉思的诗人或是像我一样对五年级老师的感激之情上体现。

人们普遍相信我们最早的情境记忆可以追溯到三岁半左右，此时大脑中的海马系统开始发挥作用。然而，有证据显示在一些例子中情境记忆可以追溯到更早时期。通过我妈妈的佐证，我能够确保说自己最早的情境记忆来自两岁半时期，那时我坐在窗口靠近婴儿床的位置，呆呆地望着窗外的光线穿透整个安静的房间。扬起的灰尘颗粒散布在半透明的光束中。我记得我妈妈突然打开了房门，打断了我在闪烁光束中的痴迷。○当然，那时我不知道灰尘的粒子、光束和空气中闪烁的是什么。直到很久之后我才学会这些词语，区分它们的定义。但是，阳光带来魔法般的感觉让我沉醉在白日梦中，这仍然是一个"奇迹"，动画般的质感让我一整天都兴奋不已。正是这丰富的神秘记忆促使我现在在一个宽敞、明亮而安静的地方逗留。这段经历不断唤醒我的灵魂之旅，并且每次类似的体验都会再次刷新那种感觉，遇见我内心深处的"自我"。

○　我妈妈证实了这件事。她能够回忆起这件事，是因为那时候正是我们搬到新公寓，我开始拥有自己的房间的时候。她记得确实看到我被闪烁的光束惊呆了。

内隐记忆：情绪记忆与程序性记忆

不同于"冰冷的"陈述性记忆和"温暖的"情境记忆，内隐记忆是"热烈的"并且非常难以抗拒的。相对于意识中的外显记忆（包括陈述性记忆和情境记忆），另一个类别就是**内隐记忆**。这种记忆无法有意识地唤起，无法像梦境一般地回放。它是由一系列的感觉、情绪和行为拼接起来的。内隐记忆总会偷偷地出现又消失，通常很难被我们意识到。它主要由情绪和 / 或技能组织起来，或是一种"程序"——身体自动产生的行动（有时称为"行为模式"）。

事实上，情绪和程序性记忆是交织在一起的，我把它们区分为内隐记忆的两种类型是为了更好地理解。尽管非常肯定情绪记忆对我们的行为有巨大影响，但是通常程序性记忆对我们的生活轨迹有更深层的影响。

情绪方向舵

根据达尔文大量的观察发现，情绪是哺乳动物普遍存在的本能，我们属于哺乳动物的一员（尽管我们常常不承认这点），也有同样的本能。"哺乳动物共有的"情绪包括惊讶、恐惧、愤怒、厌恶、悲伤和快乐。在我看来，在这种内部（感觉）情绪的集合中可能还包括好奇、兴奋、高兴、胜利感。

情绪记忆的功能是为一些重要的经历贴上标签、进行编码，从而为日后能够立刻和有效地提取提供线索。就像书签一样，情绪就是一个信号，帮助我们选择和提取某种"书本之外的"记忆。它以主题的形式指示我们的行动。情绪记忆会在意识层面下与程序性（"身体的"）记忆进行交流（见图2-2）。情绪会提供与生存和社会交往相关的信息，帮助我们在特定情境中能够做出恰当的反应，特别是当你试图用思考来解决问题非常缓慢和不靠谱时。所以这些记忆对于我们个体的健康和物种的生存有至关重要的意义。值得一提的是，情绪记忆是在躯体和身体感觉中体验到的。确实，我们能够从图2-2中清晰地看到所有基本情绪的躯体模式。

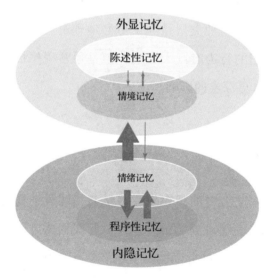

图 2-2　记忆系统间的相互联系

　　情绪记忆通常由当下的情境特征引发，在这个情境中有相似的情绪类型和感受强度。这些情绪在过去曾经由程序性记忆引发，例如生存行为（固定的行为模式）。尽管这一行为反应通常是成功的策略，但是一旦遭遇创伤事件，这种反应毫无疑问会遭遇失败。这种非适应性的习惯反应让个体陷入无法解决的情绪焦虑、分离和困扰中。让我们首先看看在人类社会中共享的积极情绪的核心作用。

你如何知道我所知道的事情，我所知道的关于你的事情……

> 如果你每天练习对所有遇见的人、遇到的事情毫无保留地打开你的情绪体验，相信你能够做到——那么它会带你到达你所能达到的最远处。然后你会理解每个人过去告诉你的所有教诲。
>
> ——佩玛·丘卓

从达尔文之前的时代直到今天，关于情绪有无数的理论被人们总结出来，然后不断改进，最终放弃和遗忘。这些理论包含哲学的、生物的、发展的、心理学的、社会学的假设。但是单纯基于社会基础的情绪发挥着两个首要功能：第一是向他人传递出信号，让别人知道我们的感受和需要；第二是向自我传递信号，让自己了解自己的感受和需要。这两种功能让两个人可以互相参与到对方的感受中。亲密地分享内在世界有时被称为"主体间性"。这种情绪的"共鸣"让我知道你的感受，也知道了我自己的感受。我们产生这样的联结，因为我们的面部表情和身体姿态将情绪的信号传递给他人。也因为这种模式，我们激活的面部表情和身体姿势传递到大脑（也反馈到自主神经系统），告诉我们这些表情反映的内在感受是什么。

作为更高级别的功能，情绪让我们能够互相分享自己的感受，感知对方的需要，指导我们如何与他人互动。从婴儿第一声啼哭到幼儿高兴地微笑与突然的脾气，从青少年的情调到成人的亲密交流，情绪是一种精确的关系交换，人们本能地知道。因而，社会情绪的核心作用是促进了我们和他人的关系。它也成为我们相互合作与传递社会规范的方式。

情绪还可以将我们自我深处的部分连接起来，它作为一种内在线索的一部分，可以告诉我们自己的需要。情绪是我们和他人连接与了解自我的基础。它连接了我们内在所知，以及内在的声音和直觉的一部分，即连接着真实的自我。情绪连接着最为核心的部分：我们如何体验和感受自我，在生活中有活力、有方向地活着。确实，令人最为烦恼的一种"心理"问题是**述情障碍**，在这种情况下，人们无法对自己的情绪命名，也无法用情绪进行交流。这种状况常常和心理创伤有关，[12] 它使得人们对痛苦处于丧失信心的麻木中，就好像他们"正走向死亡"。

让我们接下来关注记忆的最深层：程序性记忆。

{ 第 3 章 }
CHAPTER 3

程序性记忆

值得庆幸的是，心中已经遗忘的事情，身体并没有忘记。

——西格蒙德·弗洛伊德

如果说情绪记忆是"旗帜"，那么程序性记忆就是冲动和身体内部的感觉，它能告诉我们**如何**做出各种各样的动作和完成各项技能，以及表现吸引和排斥。程序性记忆可以划分为三个大类。第一是**习得的动作**，包括但不限于一些技能，比如舞蹈、滑冰、骑自行车、性交。通过练习，这些"动作模式"会由大脑的高级区域不断修正，比如学习和同步新的探戈舞步，通过更性感和包容的方式将性爱过程精制化。

第二种程序性记忆与一些强大的**应激反应**相关，它能够在我们面对威胁时唤醒基本的生存本能。这些固定的行动模式包括支撑、收缩、退缩、战斗、逃跑、僵直，以及设立与维护自己的领土边界。这些强烈的本能应激反应在创伤记忆的形成与解决中发挥了至关重要的作用。⊖

第三种程序性记忆是**趋近与回避、吸引与排斥**这种有机体⊖基本的反应倾向。我们在身体上会趋近可能是食物和促进我们成长的东西，回避可能带来伤害和有毒害的东西。这种回避机制包括僵硬、收缩和退缩。另外，趋近的机制包括伸展、延伸和靠近。吸引（趋近）模式包括靠近与我们亲密的人或去获得生命中想要得到的东西。回避（排斥）模式包括避免食用闻起来和尝起来不对劲的食物，或是回避那些看起来对我们"情绪上有敌意"的人。

趋近与回避的行为模式形成了我们生命中基本的原始动力。它是所有生命有机体的行动蓝图，从低等的变形虫到人类与世界，以及人类互相之间复杂的互动。在某种意义上，它是指导我们生活的指南针。我们可以将它的基本功能看作（有时候称为"享乐效价"）是交通信号中的黄灯（警示与评估）、绿灯（趋

⊖ 尽管创伤记忆过去没有被归类为程序性记忆，但是大量的临床经验加强了这个观点：在应激基础上的生存行为模式能够被看作是程序性记忆。的确，这些固定的行为模式（fixed action patterns，FAP）会由大脑皮层更高（更核心）的区域有选择性地抑制，所以和其他程序性记忆一样能够呈现出学习的特点。

⊖ 有机体定义为一个复杂的生命系统，它的特性和功能不仅由其各个部分之间的关系和特性决定，还由各部分组成的整体，以及整体与部分的关系决定。

近）和红灯（回避）。接下来我会用例子说明那些内在线索提示的、常常隐藏在深处的动机，以及我们如何运用这些线索去突破阻碍、获得成长。

阿诺德与我

请容我提起另一个个人的例子。下面这个小故事是为了更生动地描述程序性、情绪、情境和陈述记忆的功能在我们生命中的组成结构。

大约 25 年前，我去纽约见我的父母。在博物馆忙碌了一整天后，我来到住宅 D 区。正是一个堵车的时间，地铁上塞满了回家的人，人们带着各式各样的情绪和表情，很多人在腋下夹着报纸。有一位特别高的男士吸引了我的注意力。当我一眼瞥到他时，我体验到身体内部有一种说不清道不明的温暖的感觉，以及不可思议地对这个陌生人感觉到舒适。我体验到自己的胸腔和肚子在扩张和延展，微微地想要靠近他。我们都在布朗克斯最后一站，205 号街道下车。一股特别的冲动让我走上前去触碰了一下他的肩膀。我们充满好奇地互相注视着。"阿诺德"这个名字出乎意料地从我嘴里蹦了出来。我不知道当我们站在那里互相凝视的那一会儿谁感觉到更惊讶、更困惑。过了一会儿，我意识到，我和阿诺德是小学一年级的同学——大约 40 年之后，我们再次在地铁上重逢了。

6 岁的时候，我是当时班级里最小的孩子。我有一双不成比例的大耳朵，也是一直受到欺负的人。阿诺德是一直对我非常友好的孩子。所以过去我们就建立了友谊的基础，有一段持续的情感联结。他对我善意的保护，那些印象这几十年来在我的情绪和程序性记忆中潜伏着。直到那一瞬间身体姿态和面部识别的线索让我去靠近他，从而发现我们共同的过去。

当我爬上那座小山坡到达我父母的公寓时，我感觉到脊柱伸长了，好像被一股无形的力量抬起，将头伸向了天空。我轻快地一步一跳。来自小学一年级的画面和感觉在我脑海中盘旋。伴随着那些情境记忆，以及我胸腔中感受到的躯体感觉，我能够反思一些焦虑的时刻。我想起同学是如何用"小飞象"（迪士尼动画中的一种大象）这个昵称来嘲笑我的大耳朵的。

随后，当我刚走进公寓的时候，我清晰地感觉到我手脚的力量，以及胸腔溢出的自豪感。伴随着程序性的觉知，另一个情境记忆被激活了，带我回到了最后一次被攻击的时刻，大约60多年前。我被两个残忍的小孩逼到角落欺负，事实上他们是双胞胎。我还能够记得当他们逼我到冈希尔路面对迎面而来的车流时，他们刻薄、嘲讽的脸。出乎意料地，我挥动我的双臂，大胆地向他们宣战。他们停止了自己的动作，表现出了明显的反转，从嘲笑和轻蔑变成惊讶和恐惧，随后他们就跑掉了。这是我最后一次遭人欺负。从那之后，我受到了尊重，孩子们会邀请我一起玩耍。

这段故事说明了程序性记忆和情绪记忆是我们一生都能够提取的资源，具有长久的重要意义。最初在地铁上看到阿诺德，我出现的"记忆"是一种模糊而**内隐的**，是一种对他奇怪地着迷，这种感觉完全没有来由和背景。随着我们互相对视，程序性记忆开始出现，我的胸腔开始扩张、脊柱延展，随后一股温暖而充实的感觉注入我的腹部。但是当我靠近他，脱口而出他的名字的时候，我的记忆开始由一种内隐的程序性记忆（躯体感觉、姿势、内在冲动）转化为情绪记忆（惊讶、好奇），随后到达我能够回想起的情境记忆（见图 2-2）。

随着通往过去的大门被打开，我能够回想起更多的片段，或情境记忆。年代久远的传奇故事出现在脑海中了：由于年龄问题，我在半途加入这个班级，最初感到非常不适应，后来阿诺德支持我，让我获得力量和自信的感受，以及最后连接到我最终战胜了欺负我的人，获得胜利并获得班级其他孩子的接纳。在回忆情境记忆的中间，我能够感觉自己的手臂和肩膀充满了力量，好像能够想到自己正在打击欺负我的人。在这一刻是情境记忆又一次激活了我的程序性记忆中的防御、力量和自我保护的反应。充满活力而大胆地走上公寓的楼梯，我感受到温暖、感激与自豪。现在我很期待这段情境记忆能够以一段完整的故事去叙述，形成一个陈述的形式。

相比一开始我在地铁上遇到阿诺德时那种自动化的吸引，当我走向父母的公寓时，我一年级时候的遭遇作为情境记忆被唤起了。尽管最初那段回忆是在无意识中自发出现的，但是我接下来在意识层面把它回顾了一遍。就像普鲁斯特小说《追忆似水年华》中的玛德莱娜点心一样，阿诺德对我不可思议（程序性）的吸引以一种**内隐的方式**激发。在普鲁斯特的小说中，这种激发是由一种点心所引起。他不会想："噢，这种味道让我想起了过去，当我还是一个孩子的时候，我妈妈给了我一杯茶和一块玛德莱娜点心，这让我回想起曾经去往学校的路途。"而是茶和玛德莱娜点心的**感官体验**引起了程序性的、情境的和情绪的过程，这一切都发生在潜意识中。对我而言，这种激发是遥远而内隐的认识——对阿诺德脸的轮廓、身形、姿态和动作的多种形象的认识。如果没有有意识的觉察，我不知道怎样将曾经在生命中遇到过的成百上千的脸、身形、姿态和步态进行归类整理，然后推断出这个整体模式是来自童年时某个人 46 岁时的样子。唯一可能的原因是在将近 40 年前，阿诺德在躯体、情绪与关系上对我有强烈的影响。

作为成年人，如果我们在街上偶遇了童年时的熟人，我们很可能无法有意识地认出对方。但是，可能会体验到特别的感觉基调与关系背景：如果他曾对你友好，你会感觉快乐；如果他曾欺凌你，你会感觉恐惧。换句话说，我们能够分辨对方"是敌是友"，但是可能无法叫出他们的名字，甚至无法想起自己曾经认识他。直到情绪和程序性记忆转化为情境故事，随后我们才能以叙述的形式回忆它。超级计算机，像 IBM 的华生（Watson），在面对这种模式识别的任务时都会被打败。即使是最复杂的超级计算机和它所运行的最精致的程序都无法像人和动物一样识别和利用"情绪基调"。这说明了在微妙的情绪记录中，关系的体验中，内隐记忆的强大功能，而这种记录和体验过程在我们的生命中不断发生。

从内隐记忆转化到外显记忆的能力，从较少的觉知到更多的觉察（或是相反）能力，也是整合创伤经历的一个重大议题，是一般情况下我们了解"我从哪里来，我是谁，我到哪里去"的重要方法。我对阿诺德的记忆说明了内隐记忆和外显记忆系统之间形成一致交流的重要价值。在躯体感觉、情绪感受、画面感和行动之间流动的关系让我们编织出新的故事，这个故事会提高我们的掌控感、胜任感和活力，促进自我完善。对我来说，重建的自信和力量适时地出现了。我相信这有助于牢固根基，强化我解决"日常工作"中的能量耗竭，可能放弃的问题，从而保持对于自由的需要，释放我的创造力。这段记忆还可能给予我信心，把所有努力和金钱投入到学术大堂之外的自我部分中去。这份独立力量鼓舞着我创造心理治疗的新视野，体感疗愈，这是我一生所做的事业。的确，这段生命旅程说明了程序性记忆作为内在深处所**蕴藏的资源**，在面对生活之旅时具有的重要性。

有多少人像阿诺德一样在我们心灵中"鲜活上映"，促进或困扰着我们的情绪，左右着我们的躯体反应？尽管我们很少意识到它们的存在，但是我们一直活在它们或好或坏的"阴影"下。的确，内隐记忆通常在我们意识"雷达"区域之外激活，常常出乎意料地出现。去打破这些消极的"情结"（通常和我们的父母有关），提高积极的部分，我们需要发展自我探索和反思式的自我觉察能力。关于阿诺德的故事是一个例子，可以告诉大家如何打开这份好奇心，探索自我的生命故事，以及这会给自我带来怎样的力量和活力。

在接下来的这个案例中我会说明，情绪、程序和陈述性记忆在我们对世界的意义与价值的建构中发挥至关重要的作用。在这个案例中，内隐和外显记忆整合这一关键步骤完全被打碎了。大卫是一名神经系统出现障碍的患者，他的行为表现展现出各种记忆系统之间无法相互提取——当它们互相断开、分离时，在某种程度上成为一种创伤。

大卫：被困在孤岛上的人

大卫大脑的边缘系统遭受严重损伤，他成年后的大部分时间都和有心理障碍的人们在一起过着群体生活。机构的照看者开始注意到大卫非常奇怪的行为：他对食物的需要和其他感觉都得到了完全满足，但是他常常请其他患者给他香烟或一点食物。照看者注意到，他似乎总是被某些患者所吸引，而且对某些人的请求频率越来越高。一次偶然的观察，照看者注意到大卫在走廊上行走时遭遇了一个特别不友好的人，此时大卫的身体开始发抖、抽搐，随后"僵直"住了。然后，他突然转身离开，好像什么都没发生似的走掉了。

如果我们仅仅观察大卫的日常行为，他似乎挺正常的。我们可以看到他更乐意靠近那些过去给予他帮助的人，而回避其他人。他似乎缺乏一种识别他人动机并以此来做出合适反应的能力。然而，他无法通过多次接触和回避一些人来记住不同的患者，也就是一会儿之后，他就会忘记刚才交流过的人是谁，对方的脸长什么样子。但是他的**身体明显地记得**，因为对于不同的人，他选择靠近和回避的倾向是不同的，这多多少少和以往他们相接触的经历有关。

所有的智力测验都表明大卫的智力水平处于平均值以上。没有认知推理测验能够完全显示他有任何认知缺陷，或是认知特长。事实上，当一件事情完全**不涉及**情绪和关系体验时，大卫的认知推理能力完全正常。在这点上，大卫似乎没有一点问题，甚至还比较聪明，能够获得较高的 IQ 分数。但是，更复杂的测验，要求大卫进行道德判断（要求具有敏感的情绪和关系基调）的测验，则表现出他的道德推理能力严重受损。

著名的家庭神经病学顾问安东尼奥·达马西奥设计了一个非常精巧的实验——"好警察、坏警察"，用于评估大卫的行为和大脑功能。[13] 达马西奥要求几组护工在大卫靠近他们的时候用一致的态度去对待他。一组护工总是报以善意的微笑并帮助他，第二组表现得不那么友好，并且说一些大卫难以理解的话。第三组对大卫的进步保持中立的态度。

随后，大卫被邀请参加一个非常逼真的"指认"活动，观看四个照片：一个来自友好组的人，一个来自不友好组，一个来自中立组，另一个是过去从未出现的人。他完全无法叫出其中人的名字，也无法选出他刚才和谁互动过，就好像这些人从未在他的生命中出现过。但是，尽管在实际的社会情境中，这种外显的面部识别无法完成（通过刚才的"指认"任务），他的身体趋向和选择动作都明显靠近友好的人，而回避不友好的人。这种选择在 80% 的情况下能够重复。更加神奇的是，在实验中，大卫指认为不友好的人中有一位年轻、漂亮，并且自然散发出温暖的女性助理。曾经大卫是有名的调情高手，对漂亮女性有强烈的吸引力，几乎没有女性会拒绝他的请求。但是 80% 的情况下，大卫都选择了长相一般的男士，他们对大卫都是一致地友好。

到底是什么在大卫无法（有意识地）通过他们的脸或名字来识别时，能够准确地选出某些人？很显然，对过去遇到的人们，他有完好无损的**程序性**记忆。这一记忆由他明确的趋近和回避行为所表现出来，**即他的躯体明显地记得**，即使"那个人"没有出现在有意识的记忆中。在选择温暖和善意、回避冰冷与拒绝上，他的躯体由某种（内隐）感觉程序所指导，做出**趋近或回避的态势**。

大脑颞叶严重损伤的一个结果是，大卫失去了大脑中间部分的功能，这是我们记录情感和关系的部分。他的受伤去除了颞叶重要的部分，包括杏仁核与海马体，这两个部分涉及情绪、短时记忆（时空记忆）和学习能力。这样的痛苦遭遇让大卫困在孤岛之上，和过往与未来完全分割，无法做出道德判断，形成和他人超出当下的关系。他也"幸运地"与过去噩梦般的图景分割开了，他显然无法感知到那些事情。

尽管有这样的障碍，大卫依然能够执行复杂的趋近或回避选择，这并不是在完全的觉知水平下做出的。由于他选择趋近或回避的能力未受损伤，我们可以因此假设这些"选择"必然发生在更上层的脑干中，包括丘脑、小脑，以及非自主锥体外动力系统。这些程序和"原始情绪"在情绪大脑（他大脑的这部分受伤后不存在了）**水平之下**运转，完全超出他的大脑新皮层（推理能力）所能达到的程度。在无意识中，上层脑干系统所决定的趋近或回避反应非常强烈，甚至超越了他对漂亮却不那么友好的女性助手的"好色"冲动。

大卫对于友好的工作人员表现出的趋近倾向绝不可能是他（完整功能的）大脑皮层做出的反应。一般情况下，当我们看到一张脸，许多人可能天真地认为我们首先会在心里分析它，然后基于我们有意识的观察，**思考**和评估这个人是友好还是敌意的，然后做出恰当的反应。如果大卫对友好敌意的区分和他趋近与回避的"选择"发生在主观意识的大脑新皮层，他对所遇到的人会有确定可靠的陈述性记忆，那么他绝对可以在"指认"任务中选出正确答案。很显然事实并非如此。

大卫对助手趋近或回避的选择不会发生在情绪大脑（颞叶边缘）区域，由于严重损伤，这个区域已经完全失去功能了。所以能够让他做出如此复杂的"选择"，只能是脑干、小脑和丘脑了。但是，没有大脑边缘系统（对情感和关系做出反应）的中介，他无法将最初脑干（基于躯体感觉的趋近和回避）获得的信息"上传"到边缘系统，在这里记录他与工作人员的关系带来的感觉和背景环境。所以，信号就只能存储在情绪记忆中。随后，这种边缘（情绪）记忆按惯例上传到大脑额叶，在这里信息被记录、评估，并汇总为包含名字和面部识别的情境和陈述记忆。但是在大卫这里，这一连串过程完全缺失了，所以信号无法达到大脑皮层，这不是因为大脑皮层的缺乏（大卫的大脑皮层没有损伤，通过他超过平均值的 IQ 测验可以得以证实），而是因为他无法基于脑干在趋近和回避的程序性功能，将情绪记忆（准确地）记录下来。

唯一合理的结论是，在一个复杂的评价–决策系统，即更上层的脑干和丘脑中，个体总是可以做出准确（80%）而高区分度的决定，在趋近（成长）和回避（威胁）中做出内隐的选择。脑干层面做出的明确决定，在面对人类记忆和意识接收信号时却消失了。

本书的一个核心主旨是，程序性记忆的存在（在普通的意识觉察之外）是临床中处理创伤记忆的关键。

{ 第 4 章 }
CHAPTER 4

情绪、程序性记忆和创伤的结构

　　本章首先讨论程序性记忆如何成为我们的躯体感觉以及许多情感、思想和信念的基石。此外，我们还要讨论能够怎样通过程序性记忆对创伤进行"重新协商"，不论它是一段令人虚弱的"大写的创伤"（"large-T"Trauma），或是似乎无足轻重的"小写的创伤"（"small-t"trauma）。

　　回顾第 3 章，可以看到内隐记忆的子类别中**程序性记忆**的重要性，它涉及我们的行为模式。这种**行为模式**包括三部分：①习得的运动技能，②趋近 / 回避的倾向 [14]，③生存的本能反应。后两种涉及的**内在动作程序**（行为模式）是按照进化发展演化出来的，对我们的生存和健康必不可少。

　　正是由于程序性记忆的影响力、持续性和长期性，它在任何心理治疗中都至关重要。需要重点指出的是，在所有的记忆子系统中，本能的生存反应是最深层、最无法阻挡的。一般情况下，在面对威胁和压力时，它会先于其他内隐和外显记忆子系统做出反应（见图 4-1）。

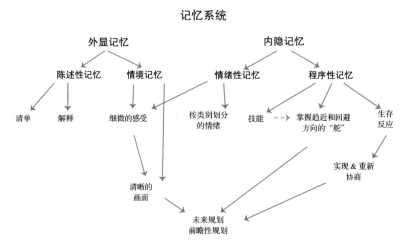

图 4-1　计划与规划未来时内隐和外显记忆系统的关系

　　首先让我们看看程序性记忆中**习得的运动技能**的例子。学习骑自行车似乎并不是一件很轻松的任务，但是在父母或哥哥姐姐温柔的支持下，我们能够掌控地心引力、速度和动量。我们是在**程序性记忆**中操控这一切，并不需要任何对于数学和物理的外显知识。我们学习骑自行车都经过了大量的尝试和犯错的过程。必要的学习过程是快速上升的。有句话说，一个人永远不会忘记如何骑自行车，不论结果如何，这句话阐释了大多数程序性记忆的特点。所以，如果在初学自行车时不幸压到石头而失去平衡跌倒在地，我们在运动和身体姿态上的平衡感和适应性都会受到干扰。随后，当我们再去骑车时，会因为犹豫而出现不稳定的动作并轻易放弃，甚至产生对自行车的"恐惧症"。在这种情况下，我们需要的是颠覆过去的动作，形成恰当的模式，而不是以一种习惯性的、基于生存本能的模式做出应激和退缩的反应，或是因恐惧风险而做出过度反应。不论是退缩还是过度反应，都不是最好的结果，而是程序性记忆带来糟糕状况的例子。**的确，持续存在的非适应性程序和情绪记忆是所有创伤形成的核心机制，也是许多社会和关系问题的形成原因。**

　　随着时间流逝，所有的尝试和错误、成功和失败的体验，我们的身体都收集了起来，记住了什么行为策略是有效的，什么是无效的。例如，在什么情况下我们应该靠近，而什么情况下我们应该退却。在什么情况下，我们要做出"战斗或逃跑"的策略，而在什么情况下要"僵直"并保持麻木。安娜的例子说明了不良程序性记忆的持久性。安娜在童年时遭遇过祖父的强奸，成年后面对丈夫的爱抚时，她感觉到身体僵硬、退缩，并最终在恐惧和厌恶中情绪崩溃了。她对自己丧失了信心，由于生存本能带来的偏差会把表面的相似性（在这个例子中是男人和抚摸）看作是危险的象征，从而无法分辨一个人是安全的还是危险的。所以不论是不是意识中能够想起的，安娜的创伤迫使她将最亲密、最关心她的朋友感知为一种暴力的威胁。

　　在安娜的治疗中，她开始允许自己有把丈夫推开的身体冲动，因为这暗示着她有未完成的生存反应。这种反应以程序性记忆存在，却没有内容，出现的时候就好像她又被祖父抓住了一样。当进入更深的感觉时，她的身体变得僵硬，开始退缩，脑海中自发地出现了祖父的影像并感觉能够闻到他带着烟味的呼吸。然后，安娜体验到强烈的冲动要推开他。她将注意力聚焦在这种冲动上，然后感觉到自己的双臂有一些试探性的力量出现，当她还是孩子的时候她无力推开他，而现在她的自我关怀将得到实现。随即，她感到胸中强烈的愤怒之情喷薄而出，力量持续灌注到她的身体中，然后她（在意象中）推开了他。随着额头流下大量的汗水，安娜感到一阵恶心。这种自动化的反应完成和满足了她对祖父反抗的驱力。对于程序性记忆中最初想要远离祖父，却遭受挫败的反应进行再次工作是十分重要的。这种自动化的反应伴随着急剧的深呼吸，随后手心传出温暖的感觉，最终获得出乎意料的平静。安娜表达了感激，期盼着能回到家里。她下一次来治疗时说，她能够享受丈夫的抚摸，并且在他的臂弯里感觉到安全。她要求我们的工作逐步朝着和她所珍视的丈夫开始进一步的性探索前进。

是敌是友

在第 3 章的介绍中，温和的情绪和细微的感觉在建立和维持相对安全的关系中发挥着动态作用。这种感觉通过向他人和自己传递重要的社会信息来发挥作用。在社会情境中和建立团队凝聚力时，这些情绪体验发挥着**指导**功能。这个过程伴随着一系列感觉，特别是我们认为积极的或"幸福的"感觉，例如快乐、关怀、归属感、果断、合作与平和。当我们遇到朋友，还没有看两眼，内心里就开始充满快乐。或是当与我们亲近的人离开或去世时，我们首先可能会感到哀伤，然后活在满满的悲伤和回忆中。⊖

有时候，当一些事情妨碍我们的工作、破坏我们和他人的关系时，中低程度的愤怒情绪开始警示我们。随后，这个愤怒将指示、激发和推动我们去移除障碍，修复关系，继续前行。适当水平的情绪可能发挥着信号作用，提示我们**危险的来临**。我们通过身体语言、表情和身体姿态向他人传递一些潜在的信号。作为社会性动物，在环境中感觉到危险时，我们会警觉起来，准备好行动并同时警示其他人，共同合作采取保护、回避、防御或进攻的行为。

异常强烈的恐惧、生气、惊恐或愤怒会迫使我们瞬间爆发，无意识中充满无限能量，采取行动，这种反应可能是由某些"战斗或逃跑"的程序性记忆激发。如果不能完全执行这些行动，或被感觉所淹没，我们会僵住或在绝望中崩溃，以此保存能量，直到安全感获得修复。总而言之，当极高的激活水平和强烈的情绪接管了大脑，它们会"扭开开关"，将我们调至程序性的生存模式："杀死对方或被对方杀死"（"战斗或逃跑"模式），或是让我们陷入崩溃、羞耻、失败和绝望的深渊里。

一般来说，大脑皮层下中高水平的"消极"情绪，尤其是

⊖ 巴西人将这样的感觉命名为 saudade。这个词的定义是，失去某个亲密的人但仍然把他留在心里，就好像他没有真的离开一样的感觉。但他确实永远地离开你了。

那些与恐惧和愤怒相关的感觉，向我们传递了危险的信号，刺激我们对危险的来源进行定位，评估其实际威胁程度，然后采取必要的行动，防御或保护自己和他人。然而，如果评估的结果是不存在危险，这种行为反应将毫无意义。在这种情况下，最理想的情况是恢复到"**放松而警觉**"的流动状态中。

我们谁没有经历过那么一刻，突然的一个声响或影子让我们莫名地吓一跳？但是几秒钟之后，我们很容易就识别这个潜在的"危险"它是什么，评估它实际的程度和风险。多半情况下，这种紧张、吸引注意力、带有情绪标签的事件是一件无害的事情，例如门突然打开了，或是窗帘被风吹起来了。如果我们有平衡且有弹性的神经系统，我们"此时此地"的观察性自我／大脑前额叶皮层会向负责情绪功能的杏仁核说："别紧张，放松。只是你的朋友约翰把门打开了，他提前到了。"**所以，如果我们能够后退一步，观察，然后减轻这些情绪的紧张度，我们就存在选择和修正生存反应本身的可能性。**

在一次诡异的巧合中，当时我正在完成本章的写作，劳拉（我的编辑）和我需要额外的休息时间，所以我们悠闲地走在苏黎世很美的一个公园 Mythenquai 的湖边。我们散漫地聊天，漫步在一群儿童之中，他们在浅水池边嬉闹，玩耍着秋千、攀爬着栏杆。在温和的阳光里，在这一天温柔的氛围中，我们感觉到很放松，对身边丰富刺激的环境保持开放与愉快的心态。然后，我们几乎同时发现，自己停下了脚步，非常惊恐，顷刻之间感觉到无法呼吸。我们同时开始环顾四周，把焦点定位在竹状的灌木上。我们很快地注意到，许多 6 米左右的竹茎莫名其妙地弯曲并颤动着。我们被惊吓得站在原地，紧张并非常注意，寻找着威胁的来源并准备飞速逃离这个地方。竹子的颤动完全占据了脑海，我们感觉的通道突然收窄了，在公园漫步这份奢侈的快乐几乎消失殆尽。

我们远古的祖先在丛林中，面对这种运动和沙沙作响的模式可以很容易获得信号，得知一只潜伏老虎正在走来。但是，这种历经时间磨炼的本能反应在这种情况下却十分可笑，因为我们正在一个全世界最不可能遭遇威胁的地方。的确，一秒钟的环顾之后，我们意识到只是一群调皮的小朋友不遵守瑞士的清洁规范，躲在了茂密的竹林中，玩着人猿泰山的游戏。他们高兴地压弯了许多很高的竹茎；很明显我们没有理由如此警觉，这里仅仅是咯咯的笑声。这种在最安全的环境中出现夸大的、恐惧的反应，就是所谓的**虚报反应**（false-positive）。最初，我们反应得很"积极"，就好像竹子的颤动意味着真实的威胁，即使（在这个例子中）事实证明这仅仅是"虚惊一场"，也就是一个虚报反应。

虚报偏差

在苏黎世公园发生的虚报相对是件小事。事实上，当我们把一些淘气的孩子错认为是 Mythenquai 公园的老虎时，除了消耗了一些卡路里，也并无所失。从另一个角度看，**漏报反应**（false-negative，也就是当事实上发生危险时，好像没有什么危险发生一样）将会是致命的，这会在进化过程中遭到淘汰。如果我们忽视灌木丛中的沙沙作响，那么很容易成为山中的狮子或饥饿的熊的猎物。所以，把一切不确定的和模糊的情况感知为威胁性的反而更好（例如，我们有强烈的虚报反应偏差）。在最初的惊吓之后，我们再修正自己的反应，识别当下的安全；这样虽无所获，但也并无所失。所以，当我们发现令人惊吓的声音不是正在靠近我们的捕食者，而是玩耍的孩子或是一群打架的小鸟时，从进化优势的角度看，第一时间自动化地假定那是致命的威胁依然是更好的。换句话说，对即将遭遇的情境抱有最坏的猜测反而是最有利的应对方式。^㊀我们急剧上涨的惊吓与恐惧指示我们要马上注意。

但是，当强烈的情绪与伴随的反应（程序性记忆）成为长期反应时，那种为了指导、保护和防御的情绪就变成有害和击垮我们的情绪了。澄清这一点对于我们理解和解决这种非适应性的情绪与程序性记忆至关重要。"重新协商"是解决这些创伤记忆的一种方法，通过温和地释放长期的情绪和有创造性地重建功能不良的反应来实现问题解决。这为我们提供了一条大道，让我们有能力回到创伤前的平衡与健康状态。

㊀ 任何新手冥想者都会发现，当他们在富有同情心和经验丰富的老师指导下，充满希望地过滤掉浮躁的"猴脑"，试图从难以释怀的担忧和消极想法的洪水中逃离出来时，这种消极的内在偏差都会出现。这是我们进化过程中朝向虚报的偏向，这种偏向会严重削弱冥想能力，因为它会促进内心习惯性地产生担忧和恐惧。

重新协商

重新协商不是简单的缓解创伤体验，而是逐步地（通过滴定剂量的方法）**重新访问**那些组成创伤记忆的感觉成分。重新协商的发生主要是通过获得一种程序性记忆，然后修复和完成相关的反应，这种程序性记忆与自主神经系统（autonomic nervous system，ANS）的两种功能不良状态相关，即过度唤醒／被情绪压垮或是麻木／崩溃和绝望。随着这个过程的进展，创伤受害者会从麻木或过度唤醒的状态逐渐变得平衡，处于警觉的放松状态，最后能够基于此时此地的状况做出反应（见图 4-2、图 5-2）。本质上，重新协商作为一种治疗性过程，改变了个体对威胁情境的生理反应过程。最终，为了完成这个治疗过程，重新协商后的程序性记忆会与调整后的情境记忆和陈述记忆联系起来。

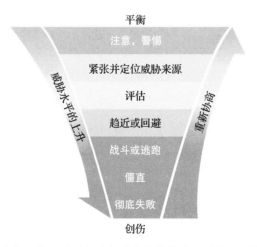

图 4-2　威胁水平的上升（左边）引发创伤状态，我们通过从将创伤转化为警惕、定向和平衡状态（右边）来与威胁"重新协商"

　　总之，对威胁情境的情绪唤起是一个连续体，但是在这个连续体的波动范围中，到达一个特定点，情绪唤起会突然扩大。这些情绪是激发内在动力程序的信号。这个连续体的一端是对环境中的新异刺激轻微的反应（好奇心），逐渐平稳地通过快乐/不快乐的边界，直到另一端极度恐惧、愤怒和惊恐。这一系列应激的模式和相关的情绪如下。

　　1. 引起注意并有所戒备——与好奇心相关。

　　2. 变得紧张并定位方向——与聚焦注意力、产生兴趣和准备状态相关。

　　3. 评估——与强烈的兴趣、友善或冲动相关。我们基因里的记忆库和个人经历会为这种评估提供信息。

　　4. 趋近或回避反应——与愉快和不愉快的感觉相关。

　　在更强烈的刺激状态下，出现突发和强大而不可阻挡的情绪状态，如害怕、愤怒、恐惧，爆发出全部力量的反应，僵直或崩溃。

　　5. 战斗或逃跑——害怕的体验。当这种反应给我们以挫败感时：

　　6. 僵直，就像"惊呆了"一样——与恐惧的感受相关。

　　7. "蜷缩"和情绪崩溃——与令人惊恐的无助感/绝望感相关。

　　在 Mythenquai 公园的"丛林遭遇"，劳拉和我直接跳过了上述前三个阶段。一旦可能的威胁来源被确认，并评估为没有威胁的后，我们的反应是相互一笑。所以，我们可以看到当遭遇到威胁的可能性很小时，上述早期的反应会自然地消退，恢复到有机体（在我和劳拉的例子中）"放松的警惕"状态中。但是，当对潜在威胁的最初反应阶段无法充分确定警报时，对行动的唤醒会突然高涨。的确，如果沙沙作响的竹林中出现了慢慢靠近的捕食者，我们的情绪会急剧紧张，动员浑身能量做出生死搏斗，这处于生物性的生存反应阶段（5～7阶段）。

　　一般情况下，处于紧急情况下的5～7阶段，情绪反应会唤起强烈的一系列程序性模式，这种模式逐步升级，从感知到危险而做出战斗逃跑反应，到极度害怕而出现僵直反应，最终在绝望的恐惧中拼死抵抗，"费尽最后的力气"而崩溃和倒下。这些内在的程序反应带有本能的自主神经系统的特性。阶段5，战斗或逃跑由肾上腺素系统支持，激发能量去应对紧急情况。所以，如果威胁没有解除，我们的防御/保护措施失败了，阶段6就开始了。这个阶段伴随着强烈的、已经激活的肾上腺素唤醒，推动我们超速驱动能量，同时变得无法活动，就像在"惊恐中呆住了"一样。一旦感觉到威胁程度是无法逃脱或致命的，我们会处于阶段7的"蜷缩"中，这是一种深深的无助和绝望状态。我们的躯体和心灵彻底崩溃，新陈代谢过程（包括消化、呼吸、循环和能量生产）会停止。这种停止状态通过所谓原始的（无髓鞘的）副交感神经经过迷走神经传达。[15] 在这种状态中，"油门"和"刹车"同时踩到底，自主动力达到这种程度，所以我们可能几乎同时来回在交感神经和副交感神经（迷走神经）的掌控下（过度唤起和无法唤起的状态），见图5-2。[16] 当个体在这种不稳定状态下"不知所措"，处于爆发阶段时，就陷入了创伤的深渊里，因恐惧而瘫痪，同时内心的愤怒体验喷薄而出，但又没有持续的能量可以促发行动。

为了和创伤重新协商，防御定向的过程就必须颠倒过来，首先参与和完成 5 ～ 7 阶段的相关程序性记忆。我们通过进入高度激活的状态并在崩溃的地方恢复主动的反应。如此一来，我们可以依次回到之前的状态中：7-6-5-4-3-2-1。在这个序列的重新协商过程中，个体将回到此时此地的定向中，获得可靠的调节和内在平衡。通过自主神经系统的恢复，这个完成过程会处于动态的平衡与放松的警觉中（见图 4-2）。

SIBAM

在治疗中，重新协商与转化是在个人内在体验的指引下澄清和确认的。SIBAM 模型整合了一个人神经生理上的、躯体的、感觉的、行为和情感方面的体验，不论是创伤或成功的体验都包含这些成分。在非创伤的状态下，SIBAM 的成分（sensation、image、behavior、affect and meaning，感觉、图像、行为、情感和意义）形成一种对当下情境流动、连续而统一的恰当反应。以这种方式，从最原始的动觉系统中形成统一的生命故事。然而，当面对未解决的创伤时，SIBAM 的成分之间联系要么特别紧密，要么过于松散和分裂。SIBAM 的概念，及其在

○ 这里需要指出，这个过程绝不是线性的，它通常会有好几种与创伤重新协商的路径。

创伤重新协商中的运用在《心理创伤疗愈之道》[○]的第 7 章中将详细阐述。[17]

◉ 感觉

感觉（sensation）是指内部的、躯体的感受，它由身体内部所唤起，包括（从意识层面到无意识层面）：

- 肌肉运动知觉——肌肉的紧张模式。
- 本体感觉——对我们所处方位的感知。
- 前庭觉——加速或减速的感觉。
- 内脏感觉——来自内脏（肠道、心、肺）和血管的感觉。

◉ 图像

图像（image）[○]是指内在的感觉印象，包括视、听、嗅、味、触觉。

◉ 行为

行为（behavior）是治疗师唯一可以观察的渠道。治疗师可以通过阅读患者的身体语言来获得他们的内在状态。包括：

- 自发的姿势与手势。

○ 本书已由机械工业出版社出版。
○ "图像"一词通常指视觉表征，在这里是指所有来自外部的印象知觉，其始于外部刺激，终止于脑内知觉记忆。

- 情绪的 / 面部的表情。
- 姿态——内部运动发起的倾向；典型的是脊柱倾向的方向。
- 自动化的信号——包括心血管和呼吸系统。心率可以测量患者的颈动脉。
- 内脏运动——消化系统的运动可以通过肠道声音的变化而"观察"到。
- 原型行为——包括传递普遍含义的非自主手势或姿势。

◉ 情感

情感（affect）指害怕、愤怒、悲伤、愉快和厌恶等类别的情绪，以及这些情绪的外在感觉。外在感觉是细小微妙的，基于躯体感受的靠近或回避代表着"好"和"坏"的体验，这引导着我们全部的生活。它就像风向标和船舵一样掌控着生活的方向。

◉ 意义

意义（meaning）是我们贴在所有体验（包括所有 S、I、B、A 成分）上的标签。它包括对创伤固化的信念。治疗师需要帮助患者，使其能够随意地感受所有出现的感觉与体验，从而获得新意义，让旧有"坏"的信念转化为重新协商过程中的一部分。

◉ 运用 SIBAM：一个案例

下面是一个运用 SIBAM 的案例，患者通过这种方法确认了一个较小的创伤"扳机点"。露易丝热爱自然、公园、牧场和草地。但是每次她闻到新割的草的味道时都会感到恶心、焦虑，并出现眩晕。她的固有信念（M—meaning，下同）是她可能对草过敏，所以需要回避它。嗅觉和视觉的图像（I—image，下同），即割完的草的气味和样子总是和恶心与眩晕的感觉（S—sensation，下同）非常紧密地联系起来，这种联系来自她的内脏和前庭系统。她不知道这一切是怎么发生的；她只知道自己非常不喜欢刚割完的草。当露易丝探索她的感觉和图像时，在她"心灵之眼"中看到了草并闻到了草的气味，她用一些时间去细致地探索自己的躯体感受。这么做的时候，她出现了一种新的感觉，左手腕和左踝被抬了起来，感觉自己开始旋转。这种体验来自前庭觉（S）和手腕与脚踝的压迫感（I）。然后她接收到来自她霸道哥哥的触觉和对他的视觉印象，哥哥强行拉住她的手腕，很不好友地把她甩了起来，她落在了童年时期家门前的草地（新割的草）上，四五岁的她感到十分害怕。她感觉到自己的身体尽力缩成球状，以此来对抗旋转（S）的动力。当她唤起了这种主动的防御反应时，她出现了另一个冲动（S），想要把自己右手的指甲戳到哥哥的肉里。现在当她想象自己这么做的时候，她感觉到自己手掌、手臂和胸口充满了力量（S）。

露易丝感觉到一阵恐惧（A—affect，下同），她开始颤抖和急促地呼吸。当她意识到自己现在不再危险，很快就平息了下来。她睁开眼睛，环顾周围富有色彩的办公室（B—behavior，下同）。然后她把头转得稍远了一些，对治疗师开放的表情报以微笑（B）。看到新发现的安全感完好无损，她感到内心得以安放。

随即，她进行了一次自发的深呼吸（B），说自己感受到来自腹部（S）的安全感，这是一种新的内脏感觉。她停顿了一下，然后注意到自己的手腕有些许的紧张（S）。她激发了一些冲动想要把手腕放松下来（S，肌肉运动知觉），一股愤怒（A）由内而发，她喊道："住手！"这股声音从她的声带肌肉爆发出来（B）。她再次进入那个场景，感觉到躺在柔软草地上的舒适，在刚割完的草地上，享受着夏季温暖的阳光（I）。新鲜的草不再总是和不舒服的感觉联系起来（旧有的M）；新鲜的绿色、新鲜的草地是美好的，公园是一个不错的地方，"一切都很好"（新的M，一个统一连贯的叙事）。

一旦我们理解了重新协商的过程和转换创伤的力量，生理性的改变就伴随着这种体验发生了。当来访者可以厘清自己的躯体反应，并有意识地觉知到当下的安全感时，挫败的程序性记忆获得了矫正性的体验，心理创伤就得到解决了。

在重新协商的工作程序中，我们观察着露易丝的一系列反应，不断增强**核心观察者的功能**。在立足于当下的基础上，追溯到过去让人烦恼的感觉、情绪和图像——面对它们，但不被它们击垮。这种功能促进了个体带着各种记忆走向平和的状态。

带着对重新协商基本的理解，我们将在下一章研究佩德罗的创伤转化与成长的旅程。当他开始掌控被剥夺的记忆，允许它们从程序性／情绪记忆出发，逐步进入到情境和陈述记忆中去时，他的创伤得以转化，他的个人英雄之旅将会开启。

第 5 章

一次英雄的旅程

原始的感觉提供了一种直接的体验，个体拥有生命的躯体，无言、朴素的存在，不与任何事物相联系，仅仅是全然的存在。这些原始的感觉反映了身体各个维度当下的状态……从愉快到痛苦，它们发源于脑干而不是大脑皮层。所有的情绪感觉都是复杂的肌肉变化。

——安东尼奥·达马西奥《感受发生的一切》

程序性记忆的转化，从静止、无助到高度唤醒和动员能量，并最终获得胜利和掌控感，是在我过去 45 年的工作中，从成百上千遭受创伤的人身上观察到的共同发展轨迹。佩德罗是其中一个例子。

佩德罗

佩德罗是一名患有抽动秽语综合征、幽闭恐惧症、惊恐发作和间歇性哮喘发作的 15 岁少年。他是被母亲卡拉带到我在巴西指导的一个咨询研讨会上来的。佩德罗对于和咨询师对话明显感觉到不舒服，尤其是在小组环境中。但是，他想要从令人尴尬和羞耻的"痉挛"与惊恐发作中得到缓解的愿望是很强的，这帮助他克服了不愿参加到小组中的情绪。他的痉挛涉及肌阵痉挛和脖子与面部肌肉的抽搐，这使得他会突然横向移动下巴并反复把头转向右边。从母亲那里了解到他的历史，我得知他童年时期经历过严重的跌倒，反复地震动到头部。这些事故中有这样一个简单的小例子。

在 7 个月大的时候，佩德罗突然从他 1 米多高的婴儿床上翻滚下来，跌落在地板上。婴儿害怕而发出的尖声哭泣在外面听起来模糊不清，保姆没有注意到，并向孩子的妈妈保证不会出现什么差错。尽管还没有学会爬行，佩德罗还是试图让自己靠近卧室门口。15 或 20 分钟之后，他的妈妈终于在其母性的担忧中打开卧室房门，发现自己的孩子窝在地上情绪崩溃，凄惨地呜咽着。根据卡拉的介绍，在这次摔落中，孩子身上留下了大片血块。她把孩子从地上抱起来，在极度痛苦中充满攻击性地向保姆怒吼指责。她这种可以理解的反应似乎更进一步惊吓到了孩子，卡拉忽视了孩子这个时候需要立刻的温暖和抚慰。

在三岁的时候，佩德罗在爬上一个折叠梯后又一次摔落，他的哥哥粗心大意地离开了，没有注意到无人照看的他。当佩德罗爬到第三阶的时候，梯子倒塌了，佩德罗背朝下摔到地板上。这个事件对孩子的影响是双重的，他的头部后侧撞到了地板上，倒下的梯子又从正面击打到孩子身上。

最后一次，在八岁的时候，佩德罗又一次摔倒了。这一次他被一辆 40 千米时速的车撞倒了。他又一次头部受伤，并且双肩有严重的擦伤。这次严重的事故让他在医院住院治疗长达一周，头三天甚至在重症监护室。佩德罗的痉挛出现在第三次摔倒的两个月后。

当我们开始这次治疗时，很明显佩德罗在小组环境中感觉很不舒服。他坐立不安，并且一直偷偷地环顾房间。我注意到他间歇性地握紧拳头，并把注意力集中在这个动作上。我问他可不可以体验握住拳头的感受，"把内心体验适当地放在拳头上"。这句话帮助佩德罗学会辨别**想着**（*think about*）**自己的手和把它当作一种身体感觉去观察**（*observing it as physical sensation*）之间的区别。这种观念的转变在刚开始很难找到，但是常常像"微妙的启示"一样突然出现。这种新的进步令人兴奋，就好像学习到了一种新的语言，第一次能够和当地人交流一样。在这里，这种外语就是内部的（内在的）躯体体验，当地人就是内在、原始的（真正的）自我。

我在佩德罗身上观察到一种新生的好奇心，我让他**慢慢地**握住拳头，然后**慢慢地**打开手掌，把自己直接的意识（知觉）放在这个连续的动作中。[○]我问他："佩德罗，那么现在，当你握紧拳头的时候是什么感觉？然后慢慢、慢慢地打开拳头的时候是什么感觉？"

"呃……"他说，"我的拳头感觉很有力量，好像我可以保护自己一样。"

"好的，"我说道，"非常棒，佩德罗。那么现在你慢慢打开拳头是什么感觉？"

刚开始，佩德罗对我这个问题感觉到困惑，但是随后他微笑着回答："就好像我想要为自己争取什么东西……**我想要的东西**。好像是我想要彻底摆脱惊恐发作，那么我就可以去迪士尼乐园了。"

"那么这种**渴望**现在对你来说是一种什么感觉？"我问他。

他停顿了一会儿，然后回答道："这很有趣——我的拳头感觉它自己有力量，我需要这种力量去摆脱我的问题。然后当我打开手掌时，就好像可以使用这个力量去达到我的目标了，达到我想为自己达到的目标。"

我继续问："你身体还有其他地方感觉到有这种类似的力量吗？"

"呃……"他停顿了一会儿，说道，"我能感觉到类似的东西在我的胸口……感觉到很温暖，好像我的胸腔有很大的空间

○ 这里强调慢、刻意和留心内在运动，这与很多表达性治疗师所要求的有所差异，例如"心理剧"和一些格式塔治疗。这些治疗方法倾向于强调大量外部的运动，而不是内在的、感受的运动。这些内在的运动更加自动化，运用到不同的大脑系统，包括脑干、小脑锥体束外系统。

让我自由地呼吸。"

"你可以向我展示你手里感觉到的力量吗？"我问他。佩德罗慢慢地做了一个绕圈的动作。当他继续做着，我注意到这个圈逐渐向外扩大，盘旋上升。"那么佩德罗，"我问他，"你现在有感觉到温暖在散播吗？"

"嗯，"他说，"我感觉就像是温暖的阳光。"

"那么阳光是什么颜色的？"

"黄色的，就像太阳……哇，我现在感觉我的手掌在打开，温暖的感觉传递到我的指尖，这让人感觉兴奋。"

"好的，佩德罗，这很棒！我想你现在准备好开始面对问题了。"

"嗯，"他回答，"是的，我知道。"

"你是怎么知道的？"我疑惑地抬起头，问他。

他咯咯地笑着，说："噢，这很容易，我从身体里感觉到的。"

我带着鼓励的语气说："好的！那么我们开始吧。"

在图 5-1 中可以看到，我们当下（此时此地）的身体状态决定了和创伤的程序性记忆重新协商的平台与联系。我刚才在佩德罗身上完成的这个初始的觉察工作为更多的探索奠定了基础。整个治疗的效果在这个初始的、此时此地的内心探索中开始萌芽。将注意力带到佩德罗的拳头上可能看似普通；但是正是这**种微妙的内在活动**，以及对这种活动如何迅速发展的觉知，为接下来的治疗阶段建立了很好的平台。这种以躯体感觉为基础的、丰富的资源平台使得佩德罗在当下感觉到足够安全，进入到充满挑战性的程序性记忆中，最终能够支持他获得创伤的转化。毫不夸张地说，正是身体感觉能够让我们通达程序性记忆，这是认知疗法无法触碰到，也是一些宣泄的（暴露的）治疗方法也常常忽视的，但又非常重要的内隐记忆。

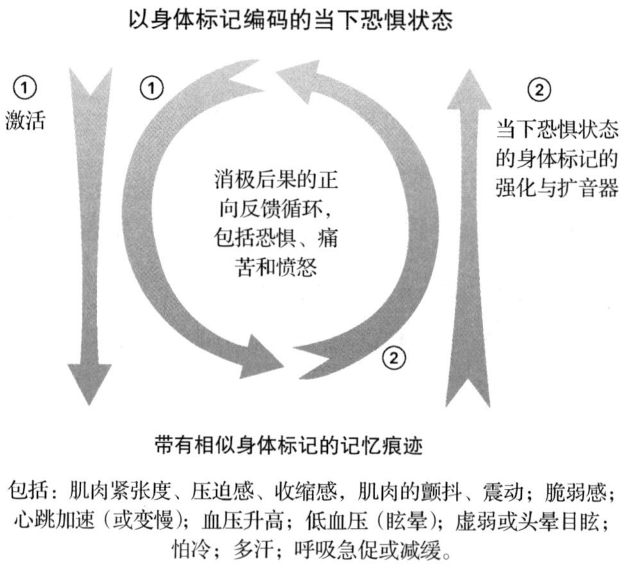

以身体标记编码的当下恐惧状态

① 激活

① 消极后果的正向反馈循环，包括恐惧、痛苦和愤怒

② 当下恐惧状态的身体标记的强化与扩音器

带有相似身体标记的记忆痕迹

包括：肌肉紧张度、压迫感、收缩感，肌肉的颤抖、震动；脆弱感；心跳加速（或变慢）；血压升高；低血压（眩晕）；虚弱或头晕目眩；怕冷；多汗；呼吸急促或减缓。

图 5-1　身体标记。上图说明了我们当下内部感受状态如何与呈现相似状态的情绪和程序性记忆联系起来。我们当前的身体／生理和情绪反应无意识中引导了我们回忆之间的联系和记忆类型；当前恐惧的状态激发了恐惧的记忆，反过来这种记忆又加强了当前的激活状态。这就会形成一种正向的反馈循环，从而不断增加困扰，产生再次创伤的潜在可能

　　在体感疗愈中一个基本概念叫**摆动**（*pendulation*），用于解决内隐的创伤记忆。摆动，是我创造的一个术语，用于**指连续的、基本的、有机体收缩和扩张的节律**。遭受创伤的个体长期困在收缩状态里；在这种固化的状态中，他们似乎从来不会改变。这种无出路的固化状态使创伤受害者跌入极度无助和绝望

的陷阱中。的确，收缩的感觉是如此可怕，永无止境，在眼前看不到任何可以缓解的办法。身体成为自己的敌人。这些收缩的身体感觉成为整个创伤再度出现的恐怖预兆。然而，正是这种回避让遭受创伤的人僵住了，"困在"了创伤体验中。用温和的指导，可以使他们发现当这些感觉被"深入触碰"，仅仅是一会儿，他们就能从这种感受中重生——他们会看到自己不会被摧毁。尽管最初麻木的感觉和崩溃的状态带来了剧烈的困扰，但是随着他人温柔和坚定的支持，创伤受害者能够放弃抵抗，打开尝试的好奇心。然后开始慢慢接触到这种感觉，收缩的状态开始打开到扩张的状态，然后自然地回到收缩状态，这发生在顷刻之间，但又会非常缓慢地发酵。但是这次收缩的状态不再那样僵化，也没有充满预示性，然后另一次自发的扩张状态自然地出现。在每一次循环中（收缩、扩张、收缩、扩张），个体开始体验到内在的感觉在**流动**，逐渐开始允许自己拥有放松的感觉。在内部感受的运动和自由流动中，他们逐渐放下了对创伤的恐惧，摆脱了无法逃脱的"天罗地网"。自我调节和修复见图 5-2。

　　早期探索的另一个基石是和内部力量联结，这和我称作**健康驱力**（*healthy aggression*）[⊖]的能力联系起来。对于佩德罗来说，最初的联结发生在他开始觉察到拳头中的力量，然后打开自己的手掌。这样的感受组成了健康驱力的新体验：开始有能

　　⊖　"aggression"一词来自拉丁文中动词"aggredi"，意思是"靠近""朝向目标""获得机会"，或是"想要获得"。

力捍卫自己，动员自己的能量去争取需要的东西，所以他能够
打开新的可能性。带着这份可靠和坚实的基础，佩德罗整装待
发去面对未来的生活。那么接下来会发生什么呢？

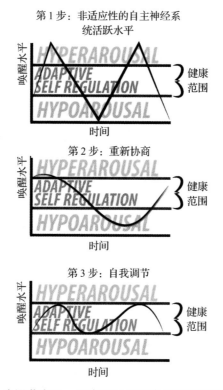

图 5-2　自我调节窗口。图中展示了对高度唤醒状态和低唤醒状
态的重新协商，重建自我调节和修复动态平衡的过程

　　我在佩德罗的治疗中使用非常缓慢和**滴定剂量**的步骤，逐
步训练他在阻抗的地方开口，然后温和地回避。[18] 这些训练复
制了他早期收缩与扩张的探索，打断了佩德罗强迫性的"过度
联系"，在他的头、颈和下巴之间神经肌肉的"过度联系"的序

列。在打开和关闭的设置之间安排了一个休息的小插曲，让他的情绪唤醒获得周期性的平静。在佩德罗进行这些努力的过程中，他有时体验到脖子或肩膀一些突然的战栗，然后在休息阶段感受到腿部轻微的颤抖（一种"释放"）。[19] 他也会说自己很不舒服，感到有燃烧的火焰在肩膀顶端散发出来。根据他母亲后来观察，产生"身体记忆"的部位，正好落在他小时候三次摔倒受伤的地方。我作为他的"指导"、小组作为支持他的同盟，在经过了几次微小的前进 / 释放 / 休息的循环后，佩德罗的痉挛显著减少，并且能够以更加在场的状态和我交流互动了。

随着痉挛的消退，佩德罗说他感觉到放松多了。我问他这次治疗过程**他**最想要获得什么。他说非常想摆脱自己的幽闭恐惧症，这样他就可以在春假的时候和家人一起从巴西去迪士尼旅行了。他告诉我过去他体验到的惊恐发作，那是他坐在一架闷热而不透气的飞机上，下机时门打不开而延误了很久，一直等了大约 30 分钟。我问道，当他坐在飞机上时注意到自己在想什么。

"害怕。"他喃喃地说。

"那么你的身体是如何感觉到的呢？"

"我好像不能呼吸了……就像有胶带绑住了我的胸口……我真的不能呼吸了。"我把自己的脚靠近佩德罗的脚，问他这样子会好一些吗。"是的，"他回答我，"这让我觉得不会消失在空气里。"

用这种"着陆"的技术之后，我问佩德罗胸口的紧张是变强还是变弱了，是没有变化还是变成另外的感觉了。这种**开放性的提问**激起了佩德罗的好奇心。他停顿了一会儿，说道："肯定是更好一些了，我好像能够呼吸了。"

"你还发现了什么吗？"我问他。

"是的，"他回答说，"我感觉到胸口有一些温暖……开始传到我的脸上。"⊖

"嗯，"他继续说道，"它确实在散布，现在它开始传遍我身体的其他地方……感觉真的很棒，就像温暖的抚摸和温柔的摇晃……内心里的摇晃……很有趣……就像是惊恐发作时的痛苦都不见了，痛苦不见了……它真的不见了。"

我问佩德罗能否回想起最近另一次幽闭恐惧发作的体验。他描述了一次一年前发生的场景：他在游泳池的一个大球体里玩耍，人可以通过打开的拉链进入到球的里面。一旦人进去之后，就可以从里面拉上拉链把球关起来。游客通过在球体里面运动来让球在水面上翻转。这个球本来是用于娱乐和刺激的。但是佩德罗并不感到有趣，封闭的内部空间令他感到窒息，让他退却。他过往跌倒经历的内在恐惧体验和在飞机上感到快窒息的痛苦经历，在这里再次上演。当他无法打开球的时候，他感到惊恐万分。尽管由于极度的呼吸困难，他无法发出尖叫声，但是他仍然发出了窒息般的呻吟，这一次他又吓坏了妈妈。由于无法从外面打开球体，把儿子从困境中解救出来，她再次感

⊖ 这明显地对应着他的喉咙和脸上有轻微的血管舒张，通过他皮肤的微微"红润"可以观察到。

觉到类似的痛苦，就像是 7 个月大的孩子受伤时发出的濒死一般的呻吟所激起的感受。当佩德罗终于"破茧而出"的时候，他再次看到妈妈惊恐的面容。她令人恐惧的表情又一次吓坏了佩德罗，加剧了他的害怕和挫败感。

当佩德罗讲完最近一次惊恐发作的情节片段后，我注意到他一头倒在椅子里，肩膀向前弯曲，就好像中间的脊柱已无法支撑他，坍塌到横膈膜以下。这个凹陷的姿势反映了他凄惨、羞愧、绝望和被吞没的感觉，以及他无法主动获救的状态。我意识到这是一个适时的机会，可以帮助佩德罗体验一些身体中的力量，我带他把注意力放到拳头上，他又一次在无意识中自动地握紧和打开拳头。"呃……"他回答，"我能够感觉到这里有一些力量；它回来了。它提醒我这次治疗开始时的感觉。"随后我引导他感觉自己的姿态，温柔而深入地感觉自己向下崩塌的姿态。这种向下沉的趋势停了下来，随后开始自发地逐渐向上反弹。当他的脊柱向上延伸，头向上抬起的时候，我鼓励他注意自己的感觉体验。这种有意识的相遇传递出一种出乎意料的自豪感，或者甚至是胜利感。他用语言承认了这种感觉："哇，这样的感觉好多了，就像我能够抬起头向前看了；这让我感觉很自信。"

随着这种迅速发展的愉悦感建立起来，我问佩德罗是否愿意重新回到最近一次挫败的体验中。他同意了。我建议他描述自己在球体内的画面。他看上去准备好投入到这个充满挑战的具体形象中了。他描绘了进入球的过程，拉上拉链，然后他在球里失去了平衡，开始向后摔倒。当他回想这一系列的事件时，象征性的想象画面让他再次体验到眩晕。在过去，这种眩晕是出现惊恐发作的最初阶段，包括他的胸口收紧，过度的喘气。这次，这个过程相应地引起了他痛苦的窒息反应。但是，他现在能够在体验这种感受时**不被感觉所击垮了**。我引导他再次注意胸口收缩的感觉，他的呼吸逐渐稳定下来，自发而缓慢地进行了几次放松的吸气，然后把气完全呼出。

我们随后探索了他向后摔倒的感觉。我用手温柔地支撑着佩德罗的上背部和头部，鼓励他向这种感觉"投降"，随这种摔倒的感觉去。他马上反应过来说，他"需要逃出去！"

我冷静地问他："那么，现在你要怎么做呢？"

他回答我："我正在离开我的身体。"

"好的，"我回应他，"让我们看看你会去到哪里。"

他承认自己害怕进入"这种奇怪而漂浮的感觉"。停顿了一会儿，让这种感觉沉淀，我温柔地鼓励他注意这种漂浮的感觉，并问到他可能漂浮在哪里。当这种解离状态发生后，很重要的是不要以身体语言的问题来询问，而是接纳和跟随这种解离状态。佩德罗犹豫了一下，回答道："向上，向上逃出这个球。"

"嗯，这可能是一个好的去处。"我暗示他。

随后他描述自己在球的上方向下看着这个球，同时他也知道其实他还在球的里面。

我询问他："在球的上面，你想要做什么呢？"

他回答说："我想要下去把拉链打开。"

即使佩德罗处于部分的解离状态，他依然能够想象并执行（在他想象的画面中）**主动的（肌肉运动的）逃脱策略**。过去，他不得不依靠妈妈来营救他——对于一个青少年来说，这几乎是无法承受的体验。这次的"重新协商"让他的痉挛再次减轻了。

佩德罗随后想起了一次更早的相似经历。他告诉我当时他五岁，卧室的门卡住了，无法打开。他记得自己用尽浑身力气去拉门把手都没有用。他想起的这件事引发了可怕的惊恐反应，就像在飞机中发生的事情一样。作为治疗的观察者，我们能够看到这是他 7 个月时最早的受伤、无助和独自一人体验的一种"重播"、一个"回声"。从婴儿床上滚落，无法得到妈妈的关注，然后独自一人待了 20 分钟（对婴儿来说这是永恒的灾难），这在他身上留下了强烈而持久的情绪和程序性记忆。

佩德罗五岁时对无法打开的门有"过度的惊恐反应"，更有可能是由于早期（7 个月）摔倒、严重受伤、极度无助和挫败的感觉被再次唤起。但是，带着对成功从球中逃脱出来的感觉意象，带着从下巴的觉察练习中获得的对下巴确定的放松感，我感觉他能够以过去无法完成的方式来完成五岁时从卧室逃离出来的任务。我感觉这一次他能够坚持不懈，不会被击败。

我要求他继续想象自己在拉门把手，鼓励他去感受自己整个身体都好像是在坚定地努力打开这扇门。当我发现他的脸上掠过一丝微笑时，询问他发生了什么，他勇敢地描述了自己是如何不断拉门、踢门，最终把门撞开的。然后他完全地笑了，我问在他能在哪里感觉到咧嘴笑，他说："我能真实地从我的眼睛里、手臂、胸口、肩膀、腿部甚至这里感觉到。"他指着自己的肚子说道："真的，这种感觉遍布整个身体。我感觉非常有力量，像超人一样……我的身体能够保护自己。"他露出了胜利的表情。

　　和许多父母一样，佩德罗的妈妈说她非常担心自己年少的孩子过度地使用电脑和网络；这样的现象的确存在。在我们治疗结束后两天，她说佩德罗想要买一些美术用品；他还是一个孩子的时候就很喜欢画画，但是在他的症状变得越来越糟糕，甚至出现在脸上、头部和颈部的时候，他完全失去了对美术的兴趣，一头扎进了电脑的世界。而这似乎又让他的症状更加糟糕了。佩德罗重新拾起对艺术的兴趣，妈妈感到格外高兴。接下来更让她感到惊喜的是，佩德罗开始鼓起勇气去学校上声乐课了。他能够感觉到下巴与横膈膜之间有力的联结。佩德罗还告诉妈妈自己对未来学业的一个新计划，说他想要去研究心理学这个领域，而不是过去选择的工程。他对于发生在自己大脑中的状况非常着迷，热切地想要去做大脑扫描，这件事由于幽闭恐惧的症状已经推迟了好几年了。佩德罗对于将要去迪士尼的家庭旅行计划感到很兴奋。对于长途旅行的担忧似乎都消失不见了。从未来的视角去看，他发生了多个维度的新变化，他的未来将与过去截然不同。现在简要总结一下重新协商的步骤怎样给佩德罗带来新的记忆，怎样让他放下过去，朝向未来，获得力量和自我选择的能力。

　　总之，对于创伤记忆的重新协商一般包含以下步骤。

　　1. 建立一个此时此地的体验，相对平静、有力量的、"着陆的"当下。在这样的状态下，治疗师告诉来访者如何去探访自己身体中积极的感觉，以及身体中糟糕的、创伤性的感觉。

　　2. 在这种平静和包容的基调下，治疗师指导来访者慢慢地在积极的、"着陆的"感觉与糟糕的感觉之间来回切换。

　　3. 通过跟随感觉的线索，创伤的程序性记忆在一个截面的（挫败的）形式中出现。治疗师要持续检查来访者是否处于过度激活（或过度麻木）的状态。如果是，则要回到前两步。

　　4. 通过这个截面的程序性记忆，治疗师要找出失败（未完成的）反应的一个"截图"，鼓励来访者更多地感受这个画面，探索和发展自己的保护行为，直到愿望和意义感的完成。

　　5. 这些步骤会重建一个核心的调节系统，修复平衡与放松的警觉。[20]（见图 7-1）

　　6. 最后，程序性记忆会与情绪、情境和陈述记忆联系起来。这让记忆可以安放在它们原本属于的地方——过去。创伤的程序性记忆不再以一种非适应性（未完成的）的形式再次被激活了，而是转化成一种充满力量的健康能量与胜利感。程序性记忆的整个结构被改变了，促进了新的（矫正的）情绪与情境记忆的出现。

　　在和创伤记忆工作时的一个关键点是，要从当下的优势地位出发慢慢地去造访过去的记忆。当下的状态不是过度激活与警觉的，也不是情绪崩溃、身体坍塌并感到羞耻的。这可能会让治疗师有一些困惑，因为在处于崩溃状态的人似乎也能够感到平静。

　　一般对程序性记忆进行工作的时候，最好从最近的一次事件着手。但是，现实中所有的程序性记忆都有相似的成分，伴随的意识状态倾向于融合为混合的程序记忆。佩德罗在外显记忆中想起自己被困在球里，这唤醒了他的程序性记忆：感到被困住十分无助，然后启动主动的逃跑机制。对这种混合的记忆痕迹进行完全的重新协商就可谓大功告成了。首先佩德罗作为一名青少年成功地把自己从球里释放了出来，然后作为一名五岁的孩子成功地打开了门，这让他完成了重新协商。这两个单独的场景帮助佩德罗获得了一个混合的记忆印象，包括当他还是一个婴儿时那种弥漫的无助感。所以，随着他青少年和五岁时创伤的成功解决，最初婴儿时的极度痛苦也自然淡化了。

　　佩德罗这种胜利感的形成在我的另外一个来访者身上也有所体现，她是一名马拉松冠军，来这里处理亲密关系问题，这个问题与她小时候曾被一位叔叔性侵犯有关系。在治疗中，她体验到强烈的冲动想要抵抗叔叔，并狠狠地踢向他的生殖器。她还意识到（带着自我同情）实际上他对当时才四岁的自己有完全的掌控权。之后，她感觉到自己的力量回来了，她想象自己展开胳膊保护自己的领域范围，抵御他的接近。在治疗的最后，她说感觉自己就像是一个奔跑的马拉松选手。我问她这种感觉具体是什么样子，她回答说："就好像是我正跑向终点，但是我的双腿完全不起作用了，它们几乎难以站立，更别说继续往前跑了……然后，神奇的事情发生了。我听到一个声音在我耳旁说着，'加油继续跑……继续跑'。"

我问她，这对于长跑者来说是不是很普遍的一种体验。她回答我说："是的，但是在我们的治疗中，我从内心里，从我整个人的内部，不仅仅是双腿，感受到这种力量。我能够保护我自己；我知道我有能力去应对巨大的挑战，克服困难。"

一周之后，她告诉我她对亲密的性体验有了一些开放的经历，然后她补充说道："这是她对他（她的叔叔）的胜利。"

论坚定的意志力

这世界会打击每一个人。但经历过后，许多人会在受伤的地方变得坚强。

——欧内斯特·海明威

在每一次的经历中，你真正停下来看到脸上的害怕与恐惧，你会获得力量、勇气和自信。你可以对自己说："我经历过令人恐怖的事情。我能够接受接下来要发生的事情。"你必须去做那些你认为无法做到的事情。

——埃莉诺·罗斯福《你从生活中学到：完满生活的十一把钥匙》

　　我 45 年的临床工作证实了这样一个基本而普遍的内在关系，克服阻碍和修复个体内部的平衡是在巨大的灾难和丧失之后，一种内在的坚持和治愈力。此外，我猜测这种内部平衡有植根于生物性的身体痕迹，它能在我们面对挑战和逆境时坚持不懈，获得胜利。任何治疗师不仅要意识到这种应对逆境的原始能力，还要理解自己的主要作用不是去"咨询""治愈"或"修理"来访者，而是支持来访者与生俱来的坚持与胜利驱力。但是，我们如何去促进这种内在驱力的实现呢？

　　坦率地说，追求创伤转化的内在驱力是我在佩德罗的治疗旅程中开始进行阐述的。我把它描述为一种驱力，这种驱力的本质属性是我这些年一直反复思考的结果。最近，德国一位了解我学术研究的同事乔基姆·鲍尔，给我看了一篇阐述一些癫痫患者治疗的并不著名的期刊论文。在讨论这篇有趣的期刊论文之前，我先简要介绍一点背景，是关于治疗癫痫的神经外科方法。

　　20 世纪中期，著名的神经病学先驱怀尔德·彭菲尔德发现了一种程序性疗法，用于治疗严重的、难以攻克的癫痫，这种方法是将大脑损坏的部分细胞切除，从而可以避免癫痫导致的"神经风暴"。但是在外科手术摘除部分大脑之前，外科医生必须首先确定产生痛苦的大脑区域是控制和加工什么内容的。这么做是为了保证不会随意切除一些部位，而干扰到人体很重要的基本功能。由于大脑中没有痛苦接收器，所以这个确认程序是在患者保持清醒状态下，用电极针去刺激患者的病理部位。

直到最近，大部分电刺激仅限于用在头部表面，并且能够和实际特定功能联系起来。例如，如果刺激到了身体感觉的区域，患者一般会报告自己身体各个部分有怎样的感觉。或者如果刺激到了运动皮层，那么身体的某个部分，例如手指会在电刺激下出现运动反应。彭菲尔德指出，大脑中还存在一些"连接"区域（包括海马体），当他刺激这些区域时，患者会报告出现了一些梦境般的回忆。直到 65 年之后，为了治疗严重的癫痫，医生也同样需要进行这种初始检查，对大脑深处各个部位进行电刺激。

这位德国朋友给我的令人兴奋的研究，是一群斯坦福的研究者发表的，题为"对人类扣带回进行电刺激所引起的坚定意志力"。[21]这篇文章报告称，对大脑深处进行刺激激发了个体出乎意料的体验，而刺激的这部分大脑完全不同于过去彭菲尔德和其他神经外科学者研究中刺激的部位。大脑这个区域被称为**前中扣带回皮层** [*anterior midcingulate cortex* (aMCC)]。

研究中这名患者的体验异常强烈。当刺激患者的前中扣带回皮层后，2 号患者是这样说的："我必须得说这是一个问题……不是一种对消极的担忧……它更像是一个积极的事情，就像……更努力地、更努力地去尝试并且通过这个过程……如果我不努力，我放弃了的话。我不能放弃……我要继续。"1 号患者用隐喻描述着他的体验："就像你正在开车穿越风暴……有一个轮胎快要漏气了……你才开到一半的旅程，也没有其他退路……你只能保持前行。"在这个研究中，两名患者都讲述了一种"挑战"或"担忧"的感觉（就像不祥的预感），**但是依然保持着动力和行动的准备，感觉自己能够克服挑战**。

在对这些患者的刺激中，作者指出患者出现了心率的加速，同时会报告自己出现了一些自动化的信号，包括在胸口上方和脖子处出现"发抖"和"发热"。这对我来说确实是一个巨大的信号，因为在我的绝大多数来访者处理自己创伤的程序性记忆，在害怕中唤醒和动员能量，最终获得胜利的过程中，他们都报告有相似的身体感觉。同时，我的来访者会呈现出微妙的姿态变化，包括脊柱和胸口的扩张。

从生理学的观点来看，前中扣带回皮层水平是个体（多巴胺中介的）**动机**和（去甲肾上腺素的）**行动**系统的聚合。从这个角度看，不要忘了这几千年来，在神经科学出现之前，这种动机和行动的成功聚合在世界各地很多神话故事中均有描述，也发生在我们每天的日常生活中。以神话的方式说，这些研究者们和勇敢的患者们揭开了"英雄旅程"的神经科学的面纱。

在著名的神话学大师约瑟夫·坎贝尔的里程碑式著作《千面英雄》中，追溯了全世界有史以来的神话脉络。他用扣人心弦的故事精确地描绘了一个人命运的降临，从遭遇巨大的挑战（不论是内在的还是外部的），到通过明确的方向、惊人的勇气和坚持不懈的毅力，最终掌控局面，这是所有神话里核心而普遍的原型。在极度的困境中坚持不懈也是许多萨满教最初仪式中的根基。坚持不懈的意志力，浴火重生的精神，或许正是前中扣带回皮层这块大脑组织发出的和谐乐章。这部分神经结构促使人们在逆境中获得胜利，而这是人类境况中最典型的遭遇。在临床工作中，我们需要知道的核心问题是这部分大脑在没有癫痫症的人身上不通过深度的电刺激，有什么普通的方法可以刺激到。

当前对前中扣带回皮层的研究表明，当有强烈的情感刺激时，这部分区域会被激活，不论这种情感是积极还是消极的。它和其他区域，如岛叶、杏仁核、海马体、脑干与丘脑有明显的联系。前中扣带回皮层加上岛叶皮质负责从身体内部的感觉接收器接收最初的感觉输入。此外，它是唯一一个可以抑制来自杏仁核的恐惧反应的皮层区域。[22]的确，正是丘脑、岛叶、前中扣带回和内侧前额叶皮层的环路在接收来自内部感受的信息，例如非自发的内部身体感觉，并通过锥体束外运动系统影响着行动的准备性。这正是组成程序性记忆的大脑结构（见图 7-1 ）。[23]

因为没有价值数百万美元的大脑扫描仪器的帮助，我们只能推测，在佩德罗内部的身体感觉从恐惧和无助演变为胜利和掌控的过程，他的大脑和身体间存在双向互动。为此，我认为存在一种重要的"本能"：内部的身体驱力促使我们克服逆境，不断前行。如果没有这个原始的本能，创伤治疗的确会受到限制，并停留在顿悟和认知行为疗法中，但是由于有这种本能的参与，当来访者逐渐面对和接受创伤时，转化就可能出现。我进一步推测，这种本能的运作是通过激活以程序性记忆为基础的协调动机、奖励和行为的系统。这种动机和行为系统（多巴胺和去甲肾上腺素）的聚合正是我所说的"健康驱力"。

刺激癫痫病患者大脑深处的这些案例很难成为这种坚韧和胜利感的本能存在的证据。但是，临床中的证据（我在《心理创伤疗愈之道》中有所描述）和世界各地的神话故事、宗教仪式，以及诸多电影和文学作品中都讲述了这个普遍存在的现象，人类斗士的核心精神是面对困难和挑战时坚持不懈，最终战胜困难，获得胜利。或许这种与生俱来的转化力量不仅存在于人类，也连接着我们的祖先，包括人和动物。

的确，在佩德罗的咨询案例中，我们看到了**他如何接触并完成程序性记忆**，这是面对和改变他内心恶魔的治疗性过程，然后创伤的转化仪式会"神奇地"上演，他的那些程序性记忆会从无助的儿童成长为强大的成人。所以，他开始相信自己的命运将开启新的篇章——成为一名强大而自主的年轻人。

脑岛、前中扣带回皮层和癫狂状态：创伤转化的灵性一面

陀思妥耶夫斯基曾经历过癫痫大发作，他在自己的作品中用语言描述了这段奇特的经历："那是一种正常状态下无法想象的快乐，任何没有经历过的人难以置信的体验……我感受到自己和整个宇宙的大和谐。"这种体验似乎激发了他创作出史诗般的小说《白痴》，小说中的主角米希金公爵谈起他的疾病侵袭时说："我宁愿用整个生命换取这一刻。"

可能因为人们害怕自己会变成"疯子",所以在其他的"受难者"身上这种"高峰体验"到底有多少,这个问题很难确定。但是,一些神经学家已经发现所谓的"陀思妥耶夫斯基效应"是一个引人瞩目的研究领域。在一种类似于斯坦福研究团队刺激前中扣带回皮层的癫痫治疗中,瑞士日内瓦大学附属医院的神经学家们似乎已经定位了一个亚群体——带有癫狂发作的癫痫患者们的大脑最初焦点。[24]这些研究者们用强大的大脑成像技术探测活跃的区域,发现脑岛似乎是致病的焦点区域。刺激一些病人的前岛区域能够激活"精神上的狂喜"状态。值得一提的是,当医生告知其中一位病人她的癫痫病可以治愈,并问她是否愿意失去这种狂喜状态,她果断地拒绝了。即使带着这样严重的癫痫发作,用她的话说,"这也是不值得的交易"。

脑岛可以划分为前侧和后侧两部分。后侧脑岛登记未加工(客观的)的感觉,包含内部与外部感觉的集合。相反,前侧脑岛(与前中扣带回皮层有关)似乎进行着更多精炼和细微的加工,涉及主观感受和情绪的部分。克雷格[25]、克里奇利[26]和其他研究者们认为前侧脑岛主要负责我们如何感知自我和身体。此外他们指出,脑岛的左侧与积极的感受相关,而右侧与消极的感受相关。这正是我们大脑如何接受内部(内在躯体)感受器输入的模式。在这点上,许多传统文化开发出一些呼吸、运动和冥想的技术,用于激发这些觉察的状态,并提供如何处理这些极端情绪和感觉状态的指导:一个人体验狂喜,随后将会伴随"低落",一种朝消极状态摆动的趋势。

通过体感疗愈进行创伤的重新协商，我运用"摆动"的概念来描述身体感觉或情绪在扩张和收缩之间转换。这种潮起潮落的过程让两极化的体验趋于整合。正是对这些极端感受的容纳促进了深层的整合与"顿悟"一般的转化。

接下来的第 6 章会是一章图文示意，说明程序性记忆在创伤解决中的作用，这些内容是从两位患者的治疗录像中截取的。第一个案例展现的是一名叫杰克的 14 个月大婴儿的治疗过程，考虑到他的年龄和语言的发展阶段，对他的工作仅仅涉及程序性和情绪记忆。但是在之后的随访中，他长到 4 岁半了，我们能看到程序性记忆是如何演变成情境记忆的。

第二个案例是一名叫雷的海军军人，他在阿富汗被两个简易爆炸装置所击中，并亲眼看到最亲密的战友死在自己的怀里。在解决了爆炸带来的（休克创伤）程序性记忆之后，他开始能够接触和加工自己的情绪、情境和陈述性记忆，并更深刻地去处理自己的幸存者内疚、哀伤和群体丧失感。

{ 第 6 章 }
CHAPTER 6

两个案例研究：一次亲密的探访

小婴儿杰克

一个母亲与孩子的再结合。

　　杰克是一名聪明而有活力的小婴儿，同时他也是害羞和退缩的。我的同事将他推荐给我，因为他遭受了难产的折磨，并且现在依然和这段痛苦的经历搏斗。杰克在肚脐的位置有裂口，因为他出生时脐带三次缠住了脖子，头部被拉扯到子宫的顶端。每一次他用自己弱小的腿脚去拨弄开缠绕得越来越紧的脐带，只会让脐带将他的喉咙勒得更紧。这"无出路"的严峻考验激发了小婴儿原始的窒息恐惧，这种感受大多数成年人无法理解。[27]在采用应急剖腹产的过程中，医生记录下了杰克强烈的痛苦反应，心率的陡然下降对他来说意味着这是一次威胁生命的情境。除了采用剖腹产之外，救出杰克还需要使用强有力的吸引器将他的头部从子宫顶端吸出来。杰克来到这个世界时遭受了许多临床医学手段，遭受了各种拨弄和刺激，包括一些必要的针刺、注射、侵入性的检查和仓促的干预。

杰克现在 14 个月了，由于他有胃部反流的情况，所以又进行了一次侵入性的医疗检查，这深深地刺激了他。在我们第一次心理治疗开始前两周，杰克的母亲苏珊听从儿科医生的建议，给杰克预约了一次胃镜检查。尽管苏珊很敬畏儿科医生的权威，但是她依然希望能够有其他的办法，一种非侵入性的、不会带来创伤的治疗办法。怀着这样的希望，2009 年的深秋，她带着小杰克来到了我的治疗室门口。

当我在第二次敲门声响起之前打开房门，我看到杰克两腿分开骑在母亲的腰上。她连续的敲门声被我打断，并且由于惯性而冲了进来，这让她看起来有些窘迫。当她慢慢镇静下来，并调整好儿子的位置后，她开始介绍自己和小杰克。当他们走进门时，我注意到母子二人共有的一丝尴尬。我原本可以消除他们这样的感受，因为一般来说这种不适来自面对新环境的需要，面对一个不熟悉的陌生人和一个未知的治疗情境的需要。但是他们的状况似乎更加原始，在他们二人的互动节律中存在着一种根本的不和谐。

通常我们会假设，当母亲和婴儿之间存在分裂时，照料者就无法为必要的母婴联结提供"足够好的"环境。但明显这一假设并不总是对的，苏珊的情况就好像不一样。她充满热情和

爱意地为孩子提供安抚、支持和关注。创伤性的分娩经历形成
了一个意外的挫折，这在杰克出生时就将母子割裂开了。随后
的"余震"破坏了他们共同参与到彼此最亲密的时刻中，形成
完全的依恋关系的能力。

　　在我的办公室，杰克扫视了周围的新环境，母亲在给我总
结他的症状和接下来的治疗。尽管她提供信息的同时也担忧我
会如何工作，我还是将她儿子带到了"此时此地"的治疗过程
中。跟随他的目光，我看到他被堆在我桌子上的一排五颜六色
的玩具、乐器和雕塑吸引了。

　　我拿起一个霍皮人的葫芦，让它发出嘎嘎的响声，并且慢
慢开始摇动它的种子。运用有节奏的声音让母亲和孩子都关注
到这里，我和小杰克有了眼神接触，随即我叫他的名字："嗨，
杰克。"我跟着葫芦发出有节奏的声音呼唤他。

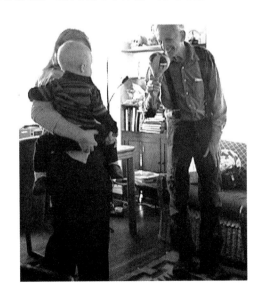

杰克试探性地伸手要这个玩具，我慢慢地伸出手臂把玩具的手柄递给他。面对我的主动示好，他随即收回了手。

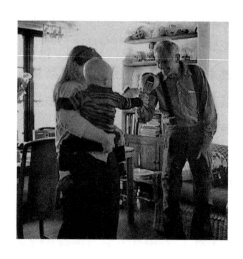

然后，他又伸手去够这个玩具，并张开了手掌，但是依然没有接触。他把它推开，然后带着痛苦而微弱的哭泣转向母亲。

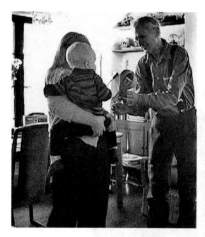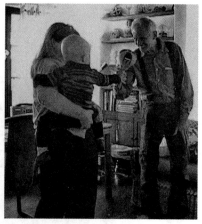

母亲很快做出了反应，搂着他调整了一个方向，让他从这个

互动中很快转开。小杰克的注意力转移了，望向别的地方，恢复
了平静。我开始和杰克谈起他艰难的出生，就好像他能够理解我
的话一样。我说话的韵律和语调模式似乎给了他一些安慰和安全
感，传递出我是他的同盟，能够以某种方式理解他的困境。

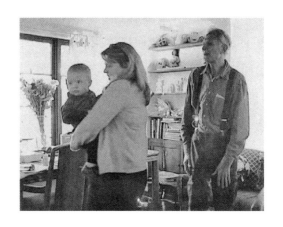

重新恢复到刚才的状态，小杰克又带着好奇心伸出手，然
后用手指着桌子。"苹果，苹果！"他说道，并伸出自己的左手
指向盘子里盛的三个石榴。

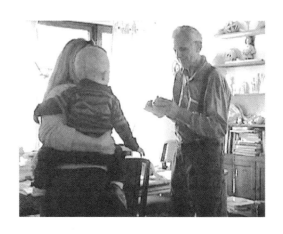

　　我端起盘子，把它递给他。小杰克伸出手，触摸到其中一个石榴，随即又推开了它。这一次他推开得更加坚定。"你在推它，对吗？"我问他，同样，交流不仅仅通过语言，还通过韵律和语调。"我确实可以理解你为什么想要推开，因为那么多陌生人都一直在拨弄和戳伤你。"我想要强化他推开的冲动与力量，并把我的手指伸给他；他随即伸出手把我的手指推开。"对了，非常棒！"我回应道，并传递出我对他的鼓励、温暖和支持。"你是真的很想把它们都推开，对吧？"小杰克又发出一声呜咽，就好像他同意一样。

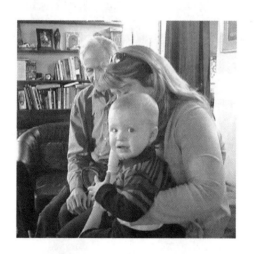

　　苏珊坐在沙发上，开始脱杰克的鞋子。当我和苏珊在谈论他的胃部反流，以及这种反流可能穿透到他的肺部时，他似乎感觉有些害怕就转过身去了。当苏珊提起儿科医生提议做内镜检查时，杰克似乎闪现出一丝焦虑：他的脸向下蜷缩，皱起眉头表现出担忧和焦虑，他叫了一声："妈妈。"杰克似乎意识到

我们谈话语言的含义（或者从母亲的紧张表情中获得了意义）。毫秒之间，他的背部中间紧绷起来。

　　他转向妈妈，我将自己的手轻柔地放在他的背部中间，将我的手掌放在他僵硬、紧缩的肌肉上，并向上张开我的手指伸展到他的肩胛骨间。

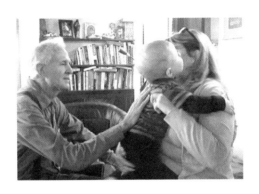

　　小杰克又呜咽了一声，然后转过头直接看着我。在他保持和我眼神接触的时候，我评估此时这样的身体接触是安全的。当她母亲向我叙述杰克的症状史、治疗史和医学鉴定时，他持续地和我保持眼神的接触。

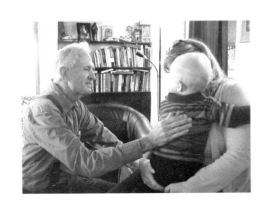

　　突然，杰克用脚和腿强烈地蹬踏母亲的大腿，爬上她的左肩。这个动作给我一个快速的印象，他出生时的运动冲动是未完成的。这是本能的动作（程序性记忆），是驱使小杰克能够从母亲的子宫顶端挣脱出来，并从喉咙被缠住的困境中挣扎出来的动作。这一冲动加剧了他的焦虑，又进一步刺激他产生推开的驱力，这反而创造了更大的焦虑。就好像根据戏剧中精心设计的剧本一样，杰克不断地用力蹬踏母亲的腿，让自己一次次爬上她的肩头。

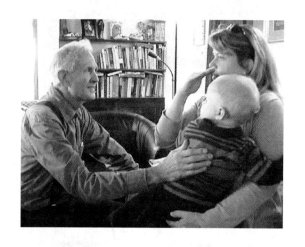

　　他出生推力的**完成**，没有导致窒息感，高颅压和"无效的行动"带来的头部楔入子宫顶端，是杰克需要体验的一个重要动作序列。这让杰克能够成功地与他的出生过程"重新协商"——在此时此地完成。他的程序性记忆从非适应性的创伤记忆转化成充满力量的成功记忆。在"重新协商"的过程中维持中低水平的激活是十分重要的。我静静地将手从他背上移开，

让他能够安定下来。

　　母亲对他推力的回应是将他抱起来，让他站在自己的膝盖上。尽管我带着关怀保持温和的状态充分地注视他，但是杰克直勾勾地盯着我，似乎在表达他愤怒的决心。他的脊柱向上伸展，似乎变得更加直立也更加警觉了。⊖

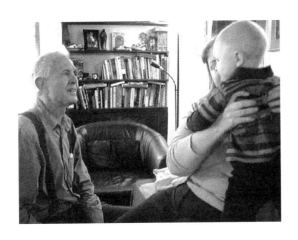

　　我再次伸向杰克的背部中间，抚慰地说道："我希望我们有更多的时间一起玩耍，但是因为他们计划的那些程序（医疗程序）在几周后进行，所以我想看看我们能否一起做点什么帮助你。"杰克再次紧缩起来，并强烈地把我的手推开。他向我扮鬼脸，并闪现出咆哮般的愤怒，同时又收起自己的手，启动另一次防御性的推开动作。

　　⊖　在我的临床工作中，我曾观察通过剖腹产出生的儿童，在学步年龄第一次尝试站立时，他们通常缺少力量。当他们成年之后，需要在这个世上主动发起某种行为时，常常存在困难。

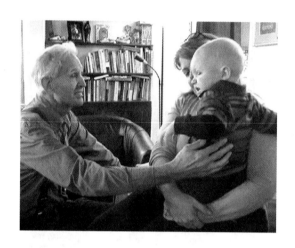

　　我给杰克一些抵抗，把自己的大拇指伸到他的小手掌中间。通过匹配他的能力让他能够用自己的力量将我推开。我观察到，当他的手臂伸展时，他能够运用后背中间传递出来的全部力量，然后发出强大的推力。我们保持着眼神接触，并且我通过在眼神中透露出更多惊讶、鼓励、兴奋和邀请，对于彼此共同的进攻表达做出回应。

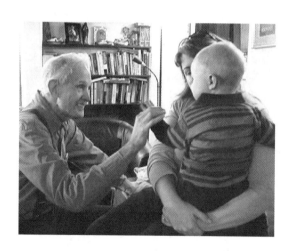

　　把我的手推开时，他的反应转化成一种类似于庆祝的表现。我向他映射了他对于一个不受欢迎的入侵者的胜利感受。这个入侵者在他的早期经验中被体验为一个充满威胁和敌意的世界。

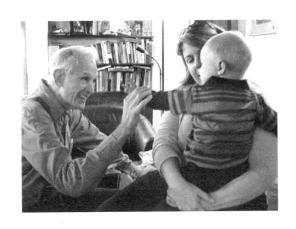

　　杰克将手收了回去，并放开我的大拇指呜咽了一声。但是他依然保持和我的眼神接触，这给我一个暗示，他希望继续。

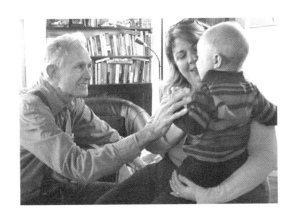

　　当他在一次强有力地推开我的大拇指时，他的哭泣声增强了。他带着明显的痛苦、困惑和愤怒开始嚎叫。

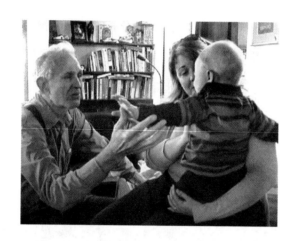

　　他的哭泣加深，当我把手掌放在他的后背时，哭泣变得更加自主。声音是来自他横膈膜深处的抽泣声。当他将我的手推开时，我再次向他讲述关于周围所有人都触摸和戳伤他的事情，以及他多么想要把他们推开的感受。○

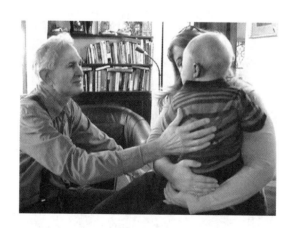

──────────

○　尽管杰克不可能准确理解我语言中的含义，但是我相信这种交流是有意义的，就像他也向我传递超越语言之外的信息一样。这反映了他的焦虑和对于"我抓住他了"的认识。

在一系列推开的动作之后，杰克第一次停止了和我的眼神接触，将注意力转向妈妈。

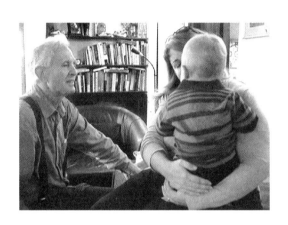

几秒钟后他的眼神又回到我身上，甚至是在哭泣加深的时候。我支持性地回应他的哭泣，"好的……好的"，用一种舒缓的节奏韵律对应他的痛苦。

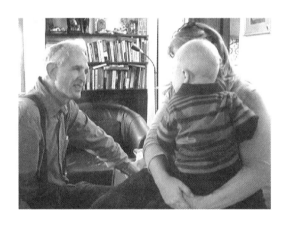

杰克第一次自发地深吸一口气，将胸口朝向妈妈，然后检查了一下自己的肩膀，又回到和我的眼神接触中。

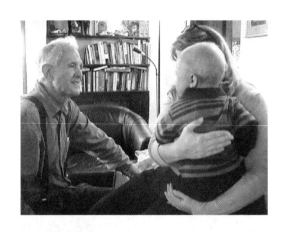

　　我向苏珊解释鼓励杰克深呼吸，将气吸满背部、胸腔的重要性。我把手搭在苏珊的手上，指导她去抚慰杰克的背，向她展示如何给予杰克背部的支持，同时也要让杰克自己意识到这种感觉。我向她解释背部区域这种紧张和退缩的模式很大程度上是他胃部反流症状的原因——确实是这样！杰克继续在哭泣，但是相对放松一些了。我们停顿了一会儿，因为我看到苏珊在消化她自己的许多想法和感受。

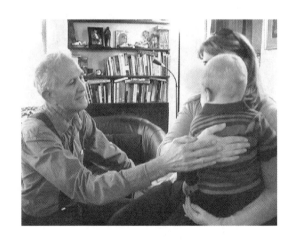

苏珊深吸一口气，惊奇地看着儿子，"他从来不哭的，"她说道，"或者他哭的时候会轻声呜咽，但从来不像现在这样完全放开了哭。"我再次向她保证这是一次深深的哭泣，是情绪的释放。

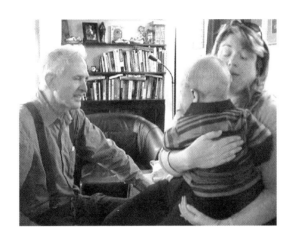

"我是说，我已经不记得上次看到眼泪从他脸上流下来是什么时候了。"她带着感激的惊讶补充道。

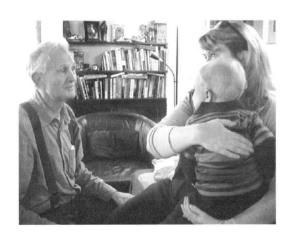

　　杰克从他的位置伸出手，果断地将我的手指推出他的领地附近。我向苏珊强调，当陌生人用带管状或针状的东西刺他时将会给他带来多么深刻的困扰，以及他会感受到自己是多么弱小和无助。苏珊调整了一下她的位置，让儿子能够更深地陷入自己的膝盖和胸口中。

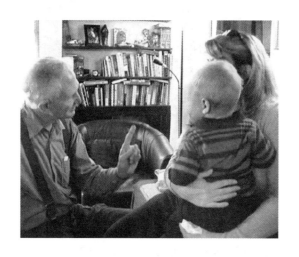

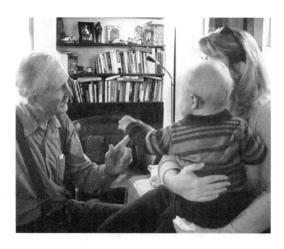

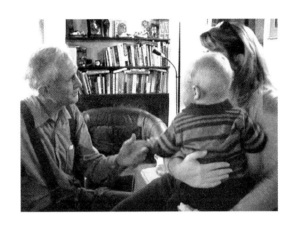

　　杰克带着刚刚形成的新推力依偎在妈妈的膝上，但是妈妈那时候没有意识到。形成的过程是婴儿的身体亲密地依偎在母亲的肩膀、胸口和脸上。这是一种基本的联结：这种亲密的"舞蹈"让婴儿感觉到他是安全的、被爱的、受到保护的。我相信胎儿在子宫中的身体位置也是复制这种亲密的包含关系，并传递了安全和良好的基本身体感觉。

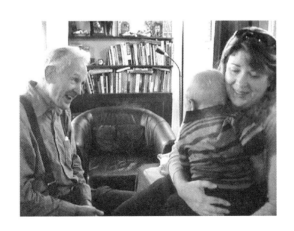

　　"我不确定怎么去做。"苏珊一边说，一边用下巴紧挨着杰

克。我们都停顿了一会儿，领会母子二人这微妙的接触。

"哇！"她打破了沉寂，"他好热啊。"我解释这种发热是伴随着哭泣和情绪发泄后，他自主释放的一部分。

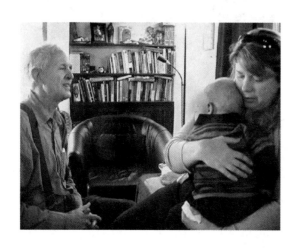

随着母亲轻轻地摇晃，杰克安顿下来，保持着和母亲完全、柔软、胸口贴着胸口的接触。他放松而充分地吸气，再自发地呼气，将气体完全释放出来，这听起来既像是沉醉的喜悦，又像是压力的极度释放。苏珊也放下自己的警觉和怀疑，开始相信这个新的联结是"真实的"。

苏珊低头看着自己的儿子，他继续深深地依偎在她的胸口和肩膀上。她向前弯曲，用脸去紧贴着他。他俩可以说是"重新协商他们的联结"。苏珊继续温柔地摇晃她的儿子，同时保持着两人的联结。杰克伴随着轻轻的摇晃，继续调节自己，然后自发地进行了几次完全的、可以听到的深呼吸。苏珊在这种接触和联结中，在沉醉的欣喜中抬起头。

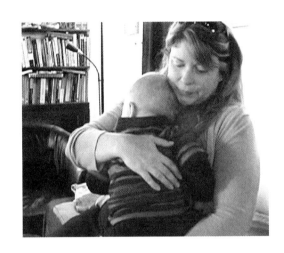

杰克从他的窝里朝我瞥了一眼，我们发生了眼神接触。我感觉今天对于他来说已经足够了，所以打算结束这次治疗。苏珊接受了此时结束，但是需要再次分享她充满希望和惊讶的过程。

她带着困惑与惊讶的语气说："我从来没有看到他这么安静。"她随即问杰克："你困不困呀？亲爱的，噢，我亲爱的。"就像第一次得到她的宝贝那样充满爱意。

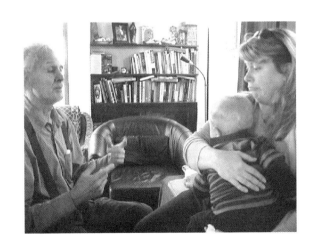

　　我让苏珊记录下周过来之前杰克任何新的行为表现、活力水平、睡眠模式和胃部反流症状，等等。杰克从他安全的窝里偷偷地看了我一眼，露出短暂却很明显的微笑。我回应以微笑并发出引起他注意的声音。几秒钟之后，他放松的脸上露出了微笑。

　　在这次治疗结束之前，杰克和我玩起了躲猫猫，度过了一会儿温暖、有趣的时刻，同时他一刻也没有离开过妈妈膝盖筑起的摇篮。苏珊依偎着他的头，思忖着："这种感觉确实不一样。他通常只会很快抱一下就推开了。"就像对待新生儿一样，苏珊把儿子拥在胸口里。她也出声地呼出一口气，脸上绽放出明显的笑容。"这真是很奇怪。"她喃喃地说，"他是有感情的，但是从来没有这么安静……他从来不会和我待在一起……他总是想远离我，找些新鲜事物。"

　　他们继续依偎在一起，互相微笑着。他们的喜悦是如此显而易见。她带着小宝贝回家了，他们共同庆祝这彼此的联结。

＊＊＊

　　我们的下次治疗在一周之后，苏珊有好多新鲜事想要和我分享。她的快乐与兴奋，杰克令人舒适的好奇心都在蔓延。他们一起坐在沙发上，杰克把头靠在妈妈的胸口里。我身体前倾，表现出急切想听到她的分享。她首先谈起第一次治疗后那天晚上发生的事情。

　　"他在半夜醒来，呼唤'妈妈'。"她说，自己像往常一样把

102

杰克抱起来。杰克安静地坐在她的膝盖上，头深深地埋在她的胸口里。"当我把他抱起来，他是这样做的。"她用自己的下巴舒服地紧靠着他。

我带着欣赏的微笑看着她，"在我看来，他是在弥补失去的时间"。

她继续讲："嗯……然后他说'苹果，苹果'，我以为他想要吃点什么，但是通常情况下他会摇我的手臂，然后跑到厨房去。所以我意识到他说的'苹果'是你桌子上的石榴。"她谈到在我们上次治疗之后，那一周的后几天他们预约了儿科医生，这惹恼了杰克。在他们开车回家的路上，杰克一直在他的座位上呼喊苏珊，"皮塔（pita），皮塔，苹果，皮塔"。

"我又以为他是饿了。"苏珊继续说道，"然后问他想不想吃比萨（pizza）。他说，'不，皮塔，皮塔，苹果'，这时我意识到他在说你，他想说的是'彼得'（Peter）。真是神奇，对吧。当我们谈起他的改变的时候，他能够意识到多少以及他需要多少？"她问道，并望向我等待答案。 ⊖

我微笑着分享她的喜悦和感激，并问她杰克的活力如何。"他变得更加健谈了，更加愿意互动了，他想和我们展示很多东西，也期待得到我们的反馈。他似乎更加投入，也乐意让我们陪他玩耍。"杰克蜷曲在她的膝盖上，她低下头，亲吻了一下他的头。

⊖ 我认为苏珊的陈述表明前逻辑联想（程序性记忆）形成了。就像我们将会看到的，当两年后杰克 4 岁半，他们回来"复查"时，程序性记忆依然保持在那里。

"但是，实际上他最大的变化在于，"她说道，"我不知道怎么说——对于他来说，好好地坐下来，抱着我，这就是最大的变化了，这完全不一样了。这不像是他了……这是……这是一个全新的他。"

"或者，这可能是全新的我们。"我回应她。

苏珊腼腆地点点头，轻轻地说："我感觉太好了。"

这次治疗的剩下时间，杰克和我玩耍了很久。我意识到分娩创伤带来的很多伤害和对母子联结的影响慢慢解决了，他的社会投入能力逐渐被唤醒，并在乐趣中慢慢形成。正如之前所指出的，依恋的缺乏总是由于与母婴关系的疏离和不协调。但是现在可以看到，正是因为共同经历了创伤，干扰了他们的自然节律和共同形成联结的驱力。

在第一次治疗中形成了至关重要的母子联结，是生理上母子间的"呼唤与回应"。杰克与苏珊联结的重新协商在他发现自己有自卫的能力，能够建立起自己的边界后就重新形成了，这个联结曾经被分娩时的危机和新生时的照料严重破坏。同时，他完成了重要的推开动作，这在分娩时是一种无法完成的经历和被压垮的感受。

理论上假设，我们对于早期发生的事件，记忆非常有限。但是，"隐藏的"记忆痕迹确实存在（以程序性记忆形式），早至子宫里两三个月的胎儿，到出生前后完全形成。[28] 这些记忆印象对我们日后的反应、行为、情绪和感觉状态有强大的影响。但是，这种围产期的记忆痕迹只有当我们知道在哪里以及如何寻找到时，才会感受得到。关于如何去找寻这些深处的围产期或分娩记忆痕迹（它们会被之后的记忆掩盖而变得模糊），有一个类比如下：想象你坐在海滩边，观察大海。你可以看到海浪和浪花溅起的白色泡沫，但是如果潜入水里游泳，你会被流水和海浪深深地侵袭。这种记忆痕迹可能比海浪的影响还要深刻。比海浪量级大许多倍的力量在我们"行为"的潮水中是不可见的。仅仅意识到它们的存在，我们就需要花好几个小时，坐下来静静地观察海平面的升降。但是我们可以从这些力量中捕捉到的能量足以抬起整个城市。

在近期的记忆之下，寻找强大的围产期和分娩记忆痕迹需要我们临床工作者用同样的耐心，以放松的警惕性去观察，就像一个人去观察海浪、流水和浪潮一样。约吉·贝拉说："你可以仅仅通过观察发现很多。"在杰克身上，这些早期的、原始的"潮水般的"力量被发现了。比如，当他蹬踏母亲的大腿，让自己整个身体向上攀爬的时候，他的后背同时被我的手掌支持着。这个行动说明杰克内心里有完成分娩的驱力，而当他被困在母亲子宫的顶端时，这种力量遭到了挫败，他越是用力推开，越让自己陷入困境。他与分娩创伤成功地重新协商是一个长期的结果，我们会在几年后的随访中观察和巩固这一结论。

◉ 对杰克的随访

为了给杰克补过一次四岁生日，我邀请苏珊带他过来进行一次短暂的随访。对于再次见到他俩我感到很兴奋，不仅因为我们共同度过了一段精致的时光，坦白讲也是因为我对于杰克如何运用程序性记忆表达自己充满好奇心。

关于神经系统发展的传统观点认为，当我第一次见到杰克时他才 14 个月，还没有形成任何情境记忆或有意识的记忆。而且，任何类似的自传式记忆和陈述性记忆在他那个年纪都不可能出现。所以当杰克再次走进我的办公室时，我再次向他和苏珊介绍我自己。苏珊问他是否记得我。他非常肯定地强调："不记得!"但是，苏珊笑着说道："我们刚刚到门口的时候他还问我，'妈妈，他会把手放在我的背上吗?'"显然，杰克对于 14 个月时我们的相遇有通达程序性（身体感觉的）的情境记忆。

回想起第一次治疗，杰克能够投入和发起一股力量来建立自我边界，并不再感到无助了。这时我们发现他能够成功地推开并让自己从分娩的通道中出来了，不会再困住，对于出生的过程，他有了新的掌控感。在哭泣和自发的释放（身体发出的热量和自发的深呼吸）后，他和母亲内在的生物驱力在提升并联结在一起，这让杰克内心深处的依恋和联结得以建立。在这个过程中，他能够感受到这种体验的全部，包括对石榴的印象（"苹果"）。这似乎加深了我们仨的联系。后来，当他被医生吓坏了之后，他可以叫出石榴和我的名字（"苹果"和"pita"）来调节自己。

现在，4 岁半的杰克在我办公室的门口，他的程序性记忆演变成了情绪记忆（即对于已经发生的事情的感觉），以及获得更多这种感觉的渴望。从程序性记忆到情绪性记忆，再到情境记忆，他的记忆痕迹的转化，能够从他期待的问题所看到："他会把手放在我的背上吗？"

　　苏珊继续谈道，杰克已经成为一名受人关注的运动健儿，是幼儿园班级里最闪耀的明星之一。不出意外，他会继续对我办公室里的许多物品产生兴趣。苏珊还说，他只有在感到难过、疲惫或是受到了惊吓时才会蜷缩在她的膝盖上——这对于这个年龄的孩子来说是多么正常。

　　"杰克，"我问他，"你最喜欢什么运动？"

　　"棒球。"杰克笑容满面地回答我。

　　"那你打什么位置啊？"

　　"我喜欢打投手和二垒，也会打接球手。"他带着明显的自豪感笑着回应我，对自己能够记住所有这些位置感到很自信。

　　苏珊说他总是和小伙伴们一起玩，变得很主动，而且她说："他还是很喜欢时时刻刻的拥抱和依偎。"这句话像是有暗示作用，杰克爬上了妈妈的膝盖，将头和肩膀深深依偎在妈妈的怀里，就像过去三年一直做的那样。苏珊也像过去一样，嘴角和眼角都流露出灿烂的笑容。就好像他们一起经历了时间旅行，在分享和欢庆我们的重聚。苏珊解开了谜题，大声地说："这非常地不同寻常——杰克如此善于社交，总是表现得很活跃，或是喜欢和朋友们在一起。"

　　所以，我们如何理解所发生的一切呢？我很确定杰克在"意识中"并不记得我（例如，作为一种陈述性记忆），但是杰克那个问题来自哪里呢？是哪部分记忆促使他问她妈妈"他会把手放在我的背上吗"？杰克是运用大脑／心灵意识化的部分，来通达这些进入我的办公室才唤起的原始感觉（程序性记忆）吗？

杰克4岁半的身体开始重演3年前的内隐体验，但是这一次他能够用语言表达出体感，去提出这样一个问题：我是否会把手放在他的背上。然后他发出信号整装待发，重演过去安全地休憩在母亲怀里的程序性记忆。他蜷曲在母亲的膝上背对着我，让我把手放在他的背部脊柱上。随着渐渐融化在母亲的臂弯里，他再次传递出此刻的强壮和运动员一样的背部。

最为重要的是，他依偎在一个巨大的怀抱里。

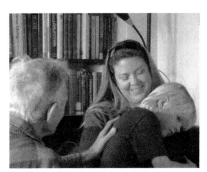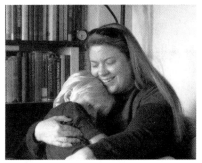

杰克在继续成长，我感谢他和他的母亲让我能够分享他们的旅程。

雷：治愈"内心"的战争

> 在战争中表现出色的人只是得到了在和平时代依然出色的权利。
>
> ——罗伯特·勃朗宁

◎ 序

冰冷的事实：军人自杀每天都在上演，有超过 22% 的军人会做出这样的选择。总数甚至会高于整个伊拉克和阿富汗战争中阵亡的人数，比普通人群中意外死亡的人数高出一倍以上。我们接待过的一名来访者雷，他来自海军陆战队自杀率最高的排之一。有两三百万的军人带着战争留下的隐藏伤疤，从战争前线退役归来。他们带给家庭隐形的折磨，创伤的伤口"感染"家庭，最终破坏他们的社区。试想，如果有 100 万人带着极其致命的结核病从战争前线退役，对于整个国家来说都会是极其紧急的状况。我们要唤醒整个国家的科学家们、临床工作者们共同关注这个问题。但是我们对此熟视无睹，眼睁睁地看着创伤的海啸侵袭而来，抑郁、自杀、暴力、强奸、离婚、无家可归的惨案一遍遍冲击着心灵的海岸。我们的军人缺少有效的心理健康服务，这是国家集体的责任，尤其是心理咨询师和治疗师的责任。这种责任的忽视一定会产生连锁反应，最终影响我们所有人。

关于某次战争，不论我们每个人的信念如何，作为一个社会群体，我们都欠那些战士们一个人情。他们代表我们的名义让自己深陷危险之中，治愈和恢复他们的生命力是多么理所应当的事情。雷就是那些卓越的年轻军人之一，下面是他的故事。

雷和他的排驻扎在阿富汗的赫尔曼德省。2008 年 6 月 18 日，他们遭遇了一次武力伏击，排队中好几名战友牺牲了，他最好的朋友死在了他的怀里。那天夜里巡逻时，两个简易爆炸装置接连爆炸。这次爆炸距离雷非常近，把他炸飞到空中。两周后他在德国兰施图尔的军区医院醒来，无法行动也无法说话。靠着坚韧的意志力，他才慢慢地恢复了一些基本的生活能力。六个月之后当我第一次见到雷的时候，他正在遭受令人痛苦的创伤后应激障碍症状、创伤性脑损伤、慢性疼痛、严重的失眠、抑郁症和抽动症。他正在服用一系列强效的精神类药物，包括苯二氮类药物、思瑞康（一种精神抑制类药物）、多种五羟色胺再摄取抑制剂以及阿片类止痛药。

在 2008 年 12 月，雷来到了我在洛杉矶带领的一个咨询团体（第 1 次治疗）。在第一次之后，我在家里给他做了三次无偿的治疗（第 2 ～ 4 次治疗）。然后，在 2009 年我邀请他参加我在伊莎兰学院进行的 5 天工作坊，这是一所伫立在加州大苏尔崎岖海边上的宏伟学院（第 5 ～ 10 次治疗）。这次工作坊让我们有机会继续一起工作，也让雷有机会在一个安全和充满支持性的社会环境中与他人互动。

◉ 第一次治疗

雷一开始就谈起他服用的精神药物和镇静剂的强大麻木效果，以及他在医院治疗中的多种诊断。他在功能上的损伤包括头部和颈部痉挛性的收缩，开始在眼部和下巴然后向下传播到颈部和肩膀。在初始访谈中，他眼神飘忽或向下看着地板，无法和我进行眼神接触，传递出深深的羞耻和挫败感。

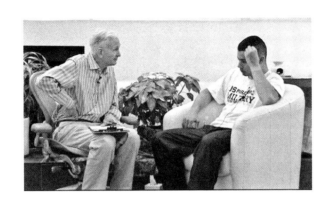

　　当雷试图看向我的时候，我发现他出现了一下痉挛性的收缩。这个过程大概发生了一两秒，这可能是他被诊断为抽动症的原因。但是从身体经验创伤疗法的视角看，这个快速的抽动是一种**不完整的定向和防御反应**（*incomplete orienting and defensive responses*）。第一次爆发的那一刻，雷的耳朵、眼睛和脖子会（仅仅勉强地）发起朝向应激源的反应。这种**运动前的准备反应**（*premotor preparatory responses*）是由大脑原始的脑干核反应网络（core response networks，CRN）发起。[29] 但是，在动作（看向我）执行之前，抽动的症状几乎与此同时爆发，两种爆发的冲动将他狠狠地撕裂。所以，他的头和脖子会突然地撕扯他的身体（所谓的乌龟反射），但是他身体的其他部分却在尽力蜷缩成一个球（或是用术语说，他的收缩是全面的屈曲反射）。综合在一起，它们形成了一个不完整的定向和保护性防御的形象，这个过程会变得"僵住"并且感到崩溃。这个不完整的程序性记忆（僵化的动作模式）引起了（病态的）言语反复和所谓的抽动症样的痉挛发作。

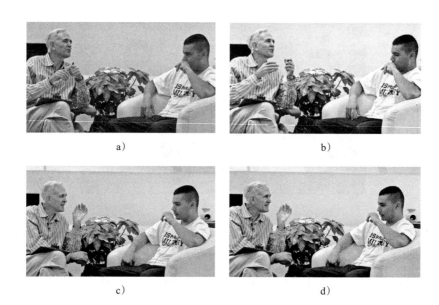

a)   b)

c)   d)

我注意到雷的下巴首先开始收缩，一转眼就完成了整个抽搐，包括脖子和肩膀。为了打断这个过程，我让他尽可能慢地打开和收回自己的下巴：打开的程度到他开始**感到阻力或害怕的时候**，就让他收回下巴，收回的过程同样也是缓慢微小地进行。我们又做了一次，打开到他感觉到阻力，每一次都逐步缓慢地扩张和打开。我让他有意识地觉察这个过程，又练习了几次。每一次，我们都看到他的嘴巴可以更多地打开一点点。这个练习让痉挛过程缓慢发生，通过减少"过度耦合"[⊖]，在很大程度上缓解了紧张水平。雷突然睁大他的眼睛，好奇地环顾四周，告诉我有一种清晰的灼热感从下巴传递到手臂。

⊖ 耦合性：模块之间的关联程度。这里指张开下巴这个自发的动作与脑干控制的不自主痉挛之间的过度关联。——译者注

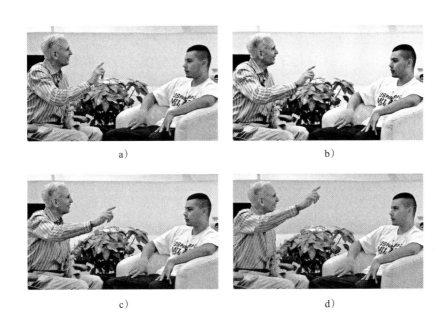

a)　　　　　　　　　　　　　b)

c)　　　　　　　　　　　　　d)

接下来，我让雷的眼睛跟随我的手指（持续五六秒）。

眼睛的运动是定向反应中至关重要的部分。如果有一个巨大的声响（或者即使是微弱的脚步声或是森林中树枝的断裂声）发生，我们的眼睛会立刻试图定位这个骚乱的来源。我希望在这个练习中获得的是他眼神的位置，包括水平、垂直或圆轴方向出现的呆滞、眼跳或"飘忽"。雷的眼睛可以发起定位反应，朝向第一个刺激点，但是随后便失败了，无法锁定和确认威胁（刺激）的来源，就好像他被吹到了风中一样飘忽起来。显然他的神经系统不能完全地加工那次交火和他亲密的战友死亡之后的绝大多数事件。眼动的"解耦合"过程让下巴肌肉的紧张也放松下来，之前我已经确认下巴是他痉挛的神经肌肉（程序性记忆）的发起点，这有助于促进下一步的治疗。

在检验他的视觉反应过程中，我看到他的眼睛有 5 ～ 10 度的向左偏斜，这强化了我的猜想：当时的爆炸发生在他左边。在雷的眼神呆滞或"飘忽"的时候，我停下了手指运动。这两种反应分别代表着收缩和解离。当出现这样的情况时，我停下来让能量沉淀下来。启动、激发反应、沉淀和稳定化的结合促进了对创伤记忆的程序性记忆朝着实现趋向上升。[⊖]我有间隔地实施这个程序，慢慢地推动激活 / 去激活的循环，雷的眼神跟随开始逐渐变得"缓和"，抽搐反应变得柔和也更加有条理性。雷声称自己感觉平静多了。

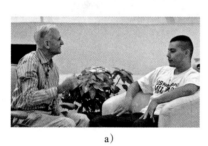 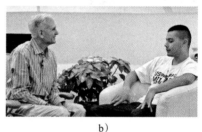

a) b)

持续时间 10 秒

休息了几分钟后，待他的能量慢慢沉淀，我继续带他做眼神追踪的练习。这次只进行了一分钟，抽搐反应就激活了。此时，雷开始平顺地进行（自发地）呼吸，他的心率从 100 降到了 75。我通过观察他的颈动脉来得到这一结果。他说自己的手掌感到深深的放松，并且"发麻似的灼热和温暖的感觉遍布全

⊖ 为了避免混淆，这种视觉对时空象限上冲击反应的激活，与眼动脱敏与再加工治疗（EMDR）中运用的手指运动引导没有任何关系。

身"。我的脸上也浮现出满足的表情，这反映了当他获得愉快的安宁时，我们共同分享了他安定的体验。

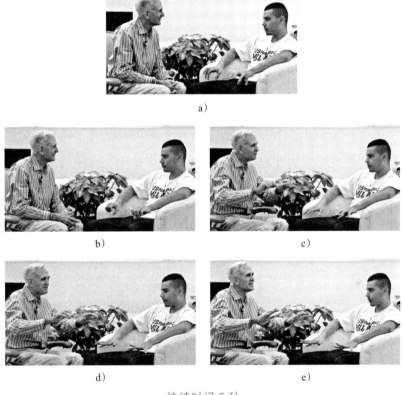

a)

b)　　　　　　　　　　c)

d)　　　　　　　　　　e)

持续时间 5 秒

接下来，雷自发地伸出双手。我让他把内心的能量传递到双手上，真正地感受从内心传出来的感觉（内在感受性）是什么样子。当雷每次这样去做的时候，他逐渐把双手展开得越来越宽。这个过程帮助他更深地接触到治疗性的动态节律和"摆动"与流动性的过程。

● 第三次治疗

我们在我家里进行第三次治疗。我让雷评价一下自己的进展，从 1 到 10 计分评估自己达到了什么程度：1 代表在洛杉矶开始治疗之前的状态，10 代表他对于自己想要的生活完全有能力、有自信去获得的状态。他说给自己打 4 分。我随即问，如果预测一下未来，下一周或下一个月他觉得自己可以达到几分。他张开自己的双臂说，他觉得自己可以达到 6 分……然后可以达到 8 分。作为他的"教练 / 指导"，我毫不掩饰自己对于他获得治愈信念的热忱。雷如此积极地参与的这项"量化"的评估，是一个很有用的练习，因为它帮助来访者清晰地看到创伤带来的破坏正在移除，简直无法想象未来会与（创伤的）过去完全不同。雷恰当地表述了出来："现在我能够看到我有一个充满希望的未来。"

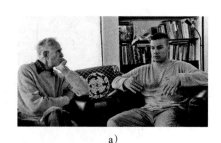

a)

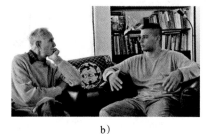

b)

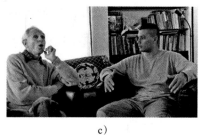

c)

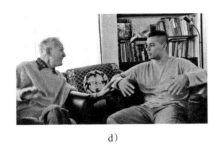
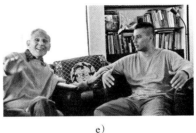

d)　　　　　　　　　　　　　　　e)

◉ 第五次治疗

雷的下一次治疗发生加州大苏尔的伊莎兰学院的一周工作坊。

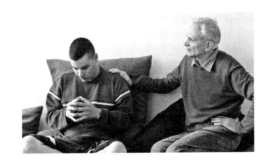

在这次咨询中，我让雷持续地发"呜"（voo）的声音，同时做张开和收回下巴的运动。[一]这有助于他将腹部重要的能量中心与下巴明显的侵略感产生联系。雷开始声称自己体验到遍布全身的发麻和灼热感，这让他感到更加有活力。但是他无法维持这种令人活跃的感觉，并且身体开始垮塌，呼吸变得紧张，慢慢关闭了自己。我猜测他这次垮塌是由于内心弥漫的幸存者内疚，它会由充满活力的体验立刻引发。我们可以清楚地观察到他耷拉着头，眼睛看向下面。为了探索这种内疚感，我让他

[一]　见《心理创伤疗愈之道》中对于这个练习的描述。

说出下述句子并同时关注自己身体中发生了什么，当他开始说"我还活着……我在这里……我活了下来……并不是所有人都活下来了"这种"探针似的剧本"时，他开始承认自己的内疚，面对自己的愤怒。最终，这种愤怒会揭露他内心深处对于失去兄弟连的亲密战友的悲伤。○

　　为了帮助雷加工他的愤怒并接触他潜在的丧失感、脆弱和无助感，我邀请了两位小组成员来帮助他有克制地演出他的愤怒。我想让他能够保持这股动力并发泄到一个大"枕头"上，而不是爆发这种冲动。由于有深深的恐惧感，他的生气和愤怒让他有潜在的伤人冲动。他习惯性地压抑着这种冲动，这样破坏了他的前群肌。在感受这种无法抗拒的冲动（但是无法接纳）时，他同时收缩起背部和前臂的肌肉，并用肩膀阻止这种禁止出现的、消灭他人的冲动。但是，神经肌肉的抑制锁住了他的身体，以一种"肌肉装甲"的形式将他身体里柔软的感觉淹没了。

　　现在，两个小组成员"接管"了（憋住的）抑制功能，然后帮助他去有节制地引导攻击行为，以便他能够带着不受压抑的冲动去体验、去前进，在安全的条件下滴定剂量地进行。这让他完全地体验"健康驱力"并联结他的"生命力"、**他的活力**（*elan vital*）。他重复了三次，让感觉和活力随着不断延长的向前推力慢慢沉淀。

　　○　这种情绪反应如果没有首先解决（爆炸带来的）创伤休克反应是不会出现的。雷的治疗中，休克反应的解决在最初的三次治疗中。但是，我们依然持续地回到那里去处理剩余的休克反应，因为它微弱的回声时不时会出现。

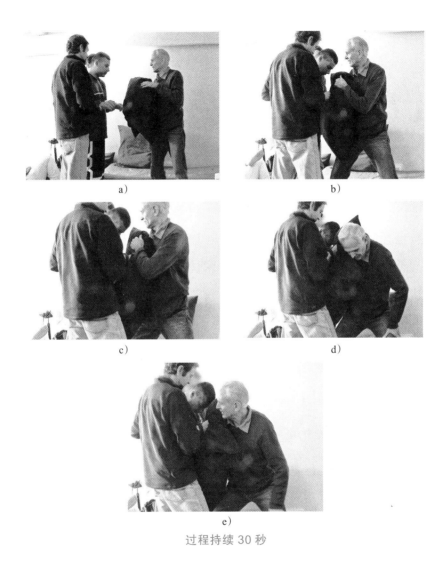

a)   b)

c)   d)

e)

过程持续 30 秒

三次之后，我问他注意到手掌和手臂有什么感觉。他回答说："它们感觉到很有力量……一种向上的力量……就好像推动我的生命向前。我感觉现在有能力去获得我想要的东西，同时很尊敬倒下的战友们。"这种生命中的前进动力是"健康驱力"的本质。

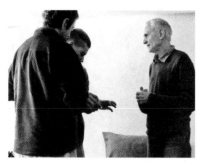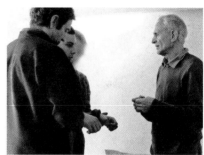

　　这时我们并排坐下。雷讲述了当他见到最亲密的好友死在自己怀里的时候，是怎样的感受，以及那种绝望和失落。在我和整个小组的支持下，他带着非常优雅、平静和尊重的方式来讲述这一切。眼泪从他的眼角滑落，此时他平静地向大家承认和分享他的痛苦和哀伤。

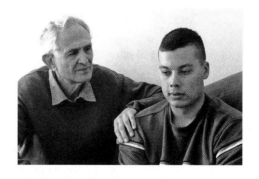

　　这份"柔软的感受"达到了机体感觉发展六阶段的顶点：①解决爆炸创伤带来的休克反应；②想象未来不同于过去之处；③在团体的支持和包容下处理内疚与愤怒；④接触内在的力量和健康驱力；⑤最终让自己与内心深处的哀伤、无助和丧失达成妥协；⑥回到此时此地。曾经在人群中会感到害羞和退缩的雷，现在开

始看着我并环顾整个房间，好像他能够与自己内心深处的丧失体验相处，也能够与其他人相处了。对于他来说，这可能是一个"过渡家庭"，一种与人们生活的联结、与感觉世界的联结。

在伊莎兰学院治疗结束后的几个月，雷和梅丽莎结婚了并生下儿子纳撒尼尔[⊖]。

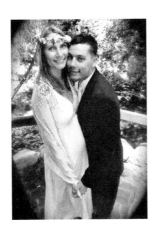 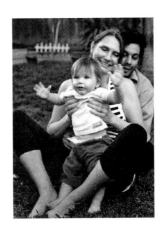

在 2012 年，他们打算探望我，当时我在加州的恩西尼塔斯小住。

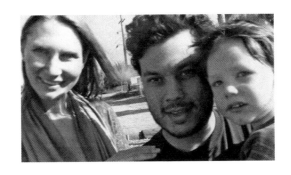

　　雷向我描述在这次会面之前他有多么地"激动"！通过运用我教给他的一些练习，他能够快速实现放松的状态。我们随后做了一次伴随下巴运动的"呜"声练习。他描述了自己放松和"暖流"遍布的感觉，同时伴随着"快乐的心流"。

　　我问雷这些日子他的生活如何。他向我讲述了他遇到的马术治疗，在非评判和充分信任的基础上去体验这些动物的感受。

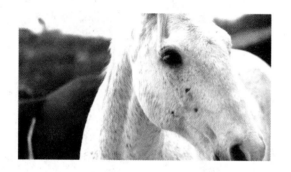

　　我让雷回到自己的内心，观察自己能否体验到对待马那样非评判的感受，然后去觉察那种内在感觉发生在自己身体的哪部分。当他开始连接这种自我共情的感受时，我问他是否可以看着梅丽莎，注意自己从她的身上感受到什么。他们温柔地对视并相互微笑。

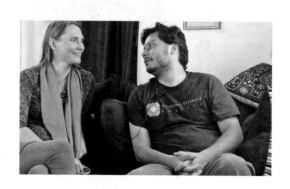

梅丽莎说她学会了如何给丈夫自己的空间，当他想要退缩的时候不去介意。

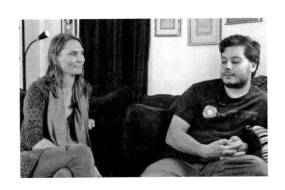

当梅丽莎谈到他们已经克服了困难，在雷想要退缩的时候也能够保持联结，以及她有多么地欣慰时，她开始流泪了。对于退伍老兵和他们的家庭（也是对于我们所有人，在那样的情况下）来说，这是一种非常重要的技能，既能够不打扰老兵的"空间"需要（并帮助他们保持安全感），又能够让他们和自己的需要和感受保持联结，包括他们退缩的需要。

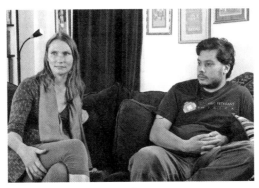

a)

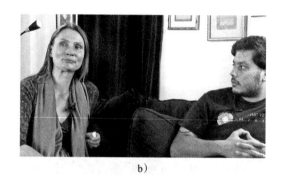

b)

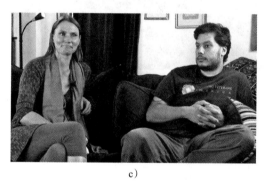

c)

他们的儿子纳撒尼尔冲进了房间，梅丽莎愉快地看着他，雷从梅丽莎对他们儿子的爱意中感受到了幸福。

梅丽莎告诉雷，当他对自己越来越开放的时候，她有多么感动。她还说，即使事情可能是艰难的，但正是那些时刻让他们保持越来越紧密的联结。

这次会面在甜蜜欢乐的互动中结束了。

◉ 后记与讨论

在 2015 年 1 月，前海军大卫 J. 莫里斯在《纽约时报》上发表了一篇文章《创伤后应激障碍后，更多的创伤》（*After PTSD*,

More Trauma）。[30] 在文中他谈到，1998 年他从海军陆战队退役，随后在 2004 ～ 2007 年，他一直在伊拉克做战地记者，直到在 2007 年他差点被一个简易爆炸装置炸死。在这次痛苦的考验之后，他在圣地亚哥老兵事务临床研究所接受治疗，以延长暴露（prolonged exposure，PE）的方法进行治疗，这是针对创伤后应激障碍的"治疗选择"之一。在这种治疗形式下，患者一次次体验最为糟糕的、令人恐惧的战争体验。通过向治疗师重述他们的创伤经历，患者将逐渐"忘却"自己的创伤反应。

莫里斯选择在治疗中关注的是 2007 年他被简易爆炸装置袭击时的事件，当时他在巴格达南部做报道，并在袭击中幸存了下来。"随着治疗的进展，我的治疗师让我重述了很多次袭击事件，"莫里斯在文中写道，"我会闭上眼，然后想象自己回到了陆军第一步兵师巡逻的悍马车里，想象自己身穿装甲，想象简易爆炸装置即将爆炸，想象战火硝烟永远笼罩着我们。这是一种非常艰难、令人情绪耗竭的场景再现。"他希望随着时间流逝，充分地复述这些故事后，他可以摆脱这些痛苦和恐惧。但是在一个月的治疗之后，他开始产生更加急性的症状："我感觉身体内部出现问题，血管里的血液在燃烧。再也无法入睡，失眠成为我最为首要的问题。我无法阅读，更别谈写作了……这就像我的身体仍处于战争时一样。"当莫里斯的治疗师否定了他的焦虑和对 PE 疗效的担忧后，莫里斯离开了，他声称这种治疗方法是"疯狂而且危险的"。

莫里斯还批判 PE 仅仅聚焦在单一事件上，他预见性地指出这相当于"快速地浏览电影中的一个场景，然后基于此评判整个电影。"治疗中简略粗浅的观察显示了 PE 和其他疏泄治疗法的一个重要问题：这些戏剧式的治疗方法隐含了这样一个信念，每一个创伤经历都是一座孤岛，是一个需要切除的单个肿瘤。具体来说，就像认为一个东西反复再现就会被消除一样，这否定了身体、心理和大脑机能的整体性，它们会整合一个人的创伤遭遇和成功、幸福、快乐的体验，这些是一个人全部生命的发展轨迹。我感觉 PE 疗法正是忽视了这一点。尽管不可否认它们在某些时候的确起作用，但在其他时候会产生伤害。创伤治疗有很高的脱落率，像莫里斯一样由于持续加深的痛苦而选择不再继续治疗，这令人深省。让我们看看疏泄（abreaction）和创伤的历史。

疏泄（abreaction）（来自德语中的 abreagieren）指通过再现某种体验来清除掉其中过度的情绪。[31] 这种治疗效果被比作"割疮"。割开创口释放"毒血"，从而获得创口的疗愈。割疮的过程是痛苦的，所以对患者来说创伤的治疗过程同样是非常痛苦的。根据这种类比，新打开的创口有希望获得疗愈。但是，这也可能导致新的感染。不幸的是，感染也确实发生了，就像莫里斯记录下来的一样。而我在杰克和雷身上使用的体感疗愈更加温和地在程序性记忆中起作用，没有什么疗法像它这样是万无一失的。我会把治疗程序放慢，并根据患者情况滴定剂量，保持一个宽幅的安全边际，相比起 PE 和其他疏泄疗法，这大大减少了再次创伤的可能性。我真诚地希望治疗师使用暴露疗法时，运用这里提到的一些方法去指导和提高自己的治疗工作。

最终弗洛伊德解释，创伤相关的压抑情绪仅仅通过谈论它们就可以缓解和释放；这种创伤情绪的"释放"通过"将某个特定时刻或问题成为关注焦点"产生。[32] 这种方法成为弗洛伊德疗法治疗（所谓的）歇斯底里转换症状的基础。[33] 在第二次世界大战期间，催眠和苯巴比妥（药品疏泄，narco-abreactions）被用于诱导强烈的情绪投注（catharsis）。但是，这些方法最终被抛弃了，因为结果通常是有害的，或者至少效用很短暂。

疏泄治疗的下一次演变是沃尔普，他在 20 世纪 50 年代介绍了一种分级形式的暴露疗法。[34] 这种疗法最初用于治疗简单的恐怖症，例如恐高症、恐蛇或昆虫等。在治疗程序中，治疗师会向患者展示一只蜘蛛或让患者多次去想象它，每一次都逐步靠近"害怕的事物"，直到"恐惧的电荷慢慢释放"。20世纪 80 年代艾德娜·福阿与她的同事在宾夕法尼亚大学的研究，在沃尔普的分级暴露疗法治疗简单恐怖症的原型基础上进一步发展了 PE。但是，为了治疗创伤后应激障碍和各种创伤，PE 需要接受非常复杂并完全不同于简单恐怖症的现象。在类似爆炸、飞机失事、性侵害等创伤经历之后，幸存者"过度记忆"了这些事件，让创伤事件中唤起的恐惧支配了他们的日常生活。

我认为最初用于治疗简单恐怖症的方法再次被利用去治疗

更加复杂的创伤，可能会是这些早期疗法令人不安的误用。

◉ 雷的后记

> 有些人认为坚持让我们变得强大，
> 但有时候让我们强大的是放手。
>
> ——赫尔曼·黑塞

> 一个不会哀伤的人很难存于这个世界。
>
> ——安东尼奥·保时捷

> 我们之中那些能够坐下流泪的人都可以称作勇士。
>
> ——艾德里安娜·里奇

我们看到雷的案例中，有比 PE 更温和的创伤治疗方法，一种完全不同的方式。我在这里使用的体感疗愈，出发点并不是"忘却"创伤带来的过度记忆，而是重新排列和**创造新的体验**，不同于过去那些崩溃的情绪和绝望的无助感。[35, 36] 雷的创伤转化不只是简单的忘却或是对创伤反应的理解和思考过程。它是对于自己身体中爆炸冲击的**完成**（从而"重新协商"），随后"融合"，然后加工内心深处僵化的愤怒、哀伤与丧失情绪。

正如案例中展现出来的，他"僵化"休克问题的解决是通过逐步再访（完成）他的定向反应和对爆炸高度的防御反应。这些内在的防御反应包括躲避、弯曲和支撑。如果我们立刻针对他的内疚、愤怒和哀伤进行工作将会是无效的，甚至因为潜在地加剧了他的休克反应，重新接触到令人沮丧的抽搐及癫痫发作似的反复抽动而适得其反。针对程序性记忆和情绪记忆的工作，要求我们小心地监控和跟踪患者的躯体反应。这些反应包括姿势、面部微表情（包括短暂的情绪状态）、姿态的调整，以及自动化的信号，例如血液流动（通过皮肤的颜色观察到血管的收缩和舒张）、心率（通过观察颈动脉来确认）和呼吸的自发改变。

首次访谈通过观察和接触重要的程序来推动治疗进展。第一步是识别他的眼神总是从我身上移开望向地面。那个时候不去邀请甚至强迫来访者和我进行眼神接触十分重要。否则会给来访者带来更多焦虑，可能导致强烈的情感崩溃、羞耻感，并失去与他的联结。第二步是我指导他，在不被这种体验所淹没的条件下，慢慢地讲述自己的身体感觉。第三步涉及**解除耦合**，解开过于紧密的神经肌肉收缩的连续序列。这个序列是他的眼睛、脖子和肩膀对于爆炸反应的连续收缩带来的后果。这种收缩是他的身体尝试对威胁定向，然后保护自己对抗两轮爆炸冲击的动作序列。这涉及全身屈肌的收缩反应，这个反应可能来自我们的树栖祖先：当他们不可避免地从树上摔下来时，像灵长类动物的小婴儿一样蜷曲成球保护自己。成年人也会同样保护自己的腹部不受冲击。

第二步和第三步不间断地进行，让雷对下巴肌肉进行知觉，然后指导他进行视觉跟随任务。通过这些简单的觉察任务，他几乎立刻就感觉到灼热、温暖和轻松的呼吸，以及极度的放松。在接下来的四次治疗中精心设计了第三步的练习。在第四次治疗，惊跳反射（抽动症的，Tourette's）几乎消失了，这意味着或许可以开始接触他关于内疚、愤怒、哀伤和丧失的**情绪性记忆**了。最后的工作是在伊莎兰学院的小组背景下完成的。在小组成员的帮助下，雷学会了如何演出并克制自己的愤怒。这种有克制的体验让他将自己的愤怒转化成力量和健康驱力，换句话说，朝向自己生命需要的力量和能力。最终，这种转化打开了他通往哀伤与丧失的柔软感觉，以及向往和他人产生联结的需要。

要是我一开始推动雷去宣泄在爆炸时感受到的声音、气味和混乱（像莫里斯描述的 PE 疗法那样），那么只会加强他的惊跳反射，把这种反应更深地锁在他的身体中。在 2014 年，有一个 60 分钟活动展示了一个由军人组成的治疗团体接受 PE 治疗。当治疗结束之后询问这些军人是否感觉好一点，他们大多数人都似乎带着不愿意冒犯权威人物的口吻说："我想是的。"但是，任何会阅读身体语言的人都会看出来，他们明显更加痛苦，并且被逼到更深的创伤中。

如果我在接触和解决雷全身的惊跳反射之前就迫使他去处理自己的愤怒、内疚和悲伤，这些强烈的情绪很可能会被强化，导致再次创伤。所以，精心策划的治疗顺序是首先缓解休克 - 惊跳反射，然后逐步地在亲密联结和小组支持的环境下帮助雷接触他的感受，慢慢从强烈的感受中恢复平静。正是这样的治疗顺序让雷转化出对于家庭和其他接触过的老兵们的依恋和易受伤的情感。这样的超越是他的新任务。

{ 第 7 章 }
CHAPTER 7

虚假记忆的真实圈套

带上过去，只有当你想要从过去中建构新的可能。

——米尼克·埃斯特拉达

回顾第 4 章我和劳拉在 Mythenquai 公园的遭遇，我们把竹林里调皮的孩子们的玩耍声误读成某种未知的、正在靠近的捕食者。也就是说，我们是向虚报偏差进化的受害者，这种偏差让人们在绝对安全的情况下也会感知到危险。实际上，虚报产生的后果是相对较小的。正因如此，不论危险有多少可能性出现，我们天生就容易感觉到危险。

把这种不可避免的危险感知偏差考虑在内，可以很容易得知我们是如何运用消极情绪的强度来测量威胁的严重程度的。简单来说，恐惧和愤怒的情绪越强烈，我们自然会假定自己对于威胁的评估是真实的。也就是说，我们必须对真实存在的危险做出反应——完全用我们"战斗或逃跑"的基本生存反应。换句话说，**我们将危险的真实性等同于情绪强度**。我们的感受带来信念；信念反过来加强感受。这种正向的反应循环，是一个"真实的陷阱"，在理解治疗中产生虚假"恢复的记忆"的潜力中尤为重要。此外，这个陷阱被我们内心"产生"画面感的强烈倾向所强化，在某种程度上，这能够向我们"解释"自己当下的感受是什么。比如，如果一个孩子经历过一段令人恐惧的医疗程序，现在要宣泄这种恐惧和愤怒的情绪体验，那么他可能（错误地）在脑海中形成当初身体遭受侵犯的视觉形象，比如被虐待或强奸。如果他强烈的情绪和咨询师的解释，或一个群体中共同的受虐主题对应起来，那么这种困惑就产生了。来访者很可能捕捉到这些重要的暗示，产生虚构的"闪回"（唤起更强的情绪泛滥），然后将它们记录为确定或真实的体验。由于在体验强烈的情绪时，回避、观察和评估的能力会减弱，所以我们很容易被卷走，陷入潜在的错误认识中。然后我们越来越确定那些事情确实发生了，有时甚至忽视它们真实发生的可能性。

这些"陷阱"警告我们，这样的错误认识怎样让治疗造成伤害，甚至具有毁灭性。富有情感体验的故事或画面不仅使我们容易产生错误的记忆，还会让生活停滞不前。当然，毫无疑问，我们也必须承认虐待儿童确实广泛存在；这并不矛盾。但是在治疗中，记忆是否真实不应该是首要关注点。重点是要认识到，来访者被铭刻在大脑和身体上的痕迹所困住，这是一种程序性和情绪记忆，它们掌控着人们的情绪、心境和行为。所以在任何情况下，不论认识是否真实或有所误解，我们必须理解那些经历对他们的影响和意义是真实且有价值的。作为咨询师和治疗师，我们有义务帮助来访者释放束缚在他们神经系统中大量的生存能量（不论创伤的细节），从而他们可以获得更大的自由和平静。

"真实的陷阱"

下面是对"真实陷阱"的阐述，以及它在我们日常生活中的危害。回想一下上一次你和伴侣或熟人发生严重争执，或是看到别人在激烈地争吵的时候。以不偏不倚的态度，在客观的立场上观察，你能很快发现争吵是如何逐步演化、逐步升级的，每个人都在自己的立场上越来越固执，也越来越表现出具有威胁性。这种情绪的逐步高涨也让双方确信彼此是敌对的立场，自己是完全正确的，而对方是绝对错误的，所以人们感觉到自己的感受才是真实的，而对方感受到的（或相信的、认为的）是完全错误的。正是这种极端的信念（尤其是在强烈的情绪中，相信我们自己的判断是绝对的真实），产生了自以为是的正义与愤慨。为了说明这个真实的陷阱，你只需要打开调频电台的脱口秀或是电视的政治频道，无论是左派还是右派，你都可以看到那些评论员们在运用强烈的愤怒贩卖自己的政治观点，就像唱诗班在吟诵歌剧一样。

　　让我们去看一个完全不同的例子，要感知一个情境中真实发生的事情，或一个信念与现实的符合程度，通常情况下相关情绪的强度都是和情境成比例的。尽管我们争论的动力来自一些害怕、恐惧、生气和愤怒的情绪，但是体验到兴奋和沉醉的积极情绪也是真实发生的。这可能的确是宗教中极度热情的负面效应，即当一个人在宗教中体验到极度的沉醉时（通常由强烈的呼吸或动作的宗教仪式带来），人们会把他们一致的信念看作绝对正确的，当作"真理"。结果信念的"信徒们"很容易受到伤害，因为他们体验到所有其他宗教群体（教派、群体等）本质上都是坏的，是存在威胁的。难道我们还没有看够由宗教般热忱的强烈情绪推动的战争与"邪恶的十字军东征"吗？

　　所以，理解具有进化优势的"虚报"和带着强烈情绪感知现实的方式的临床意义十分重要。在心理治疗的情境中，就像在宗教极端主义和进化生物学中一样，情绪被点燃得越激烈，我们对它的信念就越真实和确定。所以，如果带着强烈的情绪，我们正在体验的任何画面、暗示或信念将会看起来越真实、越确定。"恢复记忆"的治疗方法涉及强烈的情绪投注，所以它通常会带来类似的情绪高涨。所以，不论事实如何，激发出来的记忆痕迹（例如感觉、情绪和记忆影像）常常感觉很真实和确信。如果恢复的是一段令人恐惧的回忆，那么当下的情绪状态会极度强烈。当治疗小组中其他成员强烈地表露自己的害怕、惊恐和愤怒时，人们更有可能会感受到明确的真实感。我们也很容易因治疗师一个即时的、具有暗示性的或引导的问题而受伤。[⊖]此外，当更多的画面和暗示出现，应激的情绪反应会加剧。这种迭代的情绪上涨反过来会激发那些貌似"真实的"记忆。情绪和感受越强烈，我们对于记忆（或记忆表象）感知得越真实，并且如果这个真实的信念遭受挑战，我们的防御反应会更加强烈。这样的特征将以非常高的确信度发生，直接干扰治疗决心和生活中的前行动力。正是这个原因，创伤记忆必须在一个相对平静、安定和当下（此时此地的）的体验平台上去接触。尽管再次重复这个特点，但是这些概念如此重要却常常被忽视，它作为创伤治疗的重要要点，不论如何强调都不为过。

介绍完这一切，我们必须认识到性虐待事件是非常让人担忧的，它所产生的危害非常深远。在当下的美国，超过 3900 万成年人（遍布各个种族和所有经济阶层的人）曾遭受童年性虐待。显然这不是偶发事件，它是令人困扰的极度背叛，在治疗中必须敏感而完全地处理它。从这样的伤痕中得到疗愈，最终会获得从亲密的性体验中重新体验快乐的能力。[37]

关于记忆的操纵

在 1989 年，有人让我去见一个叫布拉德的年轻男孩，他曾遭受重度抑郁症的折磨，而这一切源于治疗师帮他"恢复了记

⊖ 对于催眠疗法的从业者（或催眠分析疗法）来说，通常都存在潜在的暗示性。的确，催眠有时就被定义为一种暗示性增强的状态。所以，这种疗法需要大量的训练，拥有足够的技能并保持小心谨慎。

忆"。在初始评估之后，治疗师立刻诊断他有长期受虐的经历。她告诉他的话是这样的："我不得不遗憾地告诉你，你的症状和我遭受长期虐待的患者一模一样。"在她的"诊断"之后的一年，布拉德随着这位治疗师参与了一个治疗小组。随着剧烈的情绪宣泄，他恢复了许多"记忆"，这些记忆与其他有相似诊断的小组成员的记忆非常接近。

在我的治疗室，我向布拉德介绍身体觉察，并教授他一些基本的"着陆"和"定心"练习。[38] 然后我向他展示如何跟踪身体中出现的感觉。随着这些技能的提升，并获得一些我们无法从记忆中捕捉的平静抚慰之后，我们继续探索他**此时此地的身体感觉**。我们一起学习他内部世界的诸多细微差异。在 15 或 20 分钟的感觉追踪之后，我让他把注意力转向我观察到有些弯曲的下背部。当他意识到这样的姿势变化时，他说随着这个弯曲他感到非常不安与恐惧。随着盆骨自发的收缩反应，他说自己的生殖器"要麻木了"。的确，如果布拉德在此时得到一个引导性的问题反馈，那么一个"虚假记忆"就很容易被激发。

我没有这么做，反而是鼓励布拉德首先感知自己的肢体末端（手和脚），然后将注意力在周边的四肢感觉（中性感觉，对于他甚至有稳定"着陆"的感觉）和生殖器带来的不安感觉之间来回转换。这个过程给了他足够的"空间"，所以他不会被这种不安的感觉所淹没。在手脚稳定的"着陆"体验和生殖器令人不安的收缩与麻木感之间来回转换注意力，能够提升他对于不适感的忍受性。这促进了他聚焦身体感觉的能力。

　　这种来回内观的方式也让弯曲和收缩的体验能够慢慢展开。突然，布拉德脑海里唤起了一个清晰的令人尴尬的画面：他妈妈笨拙而粗暴地在他的生殖器上缠绷带。然后，他渐渐想起那是他 12 岁时，在一些必要的医疗程序之后，妈妈清洗了他的伤口，草率地为他穿上衣服。就算没有办法去确定是否是这样一件真实的事情引起了他的抑郁症，但是我对于这个场景毫不质疑。随后，我们将这样一个新的画面联系到弯曲的动作上。

　　我鼓励布拉德继续关注自己保护性的收缩反应，然后将注意力在自己的收缩动力和妈妈生气而尴尬的面容的画面之间转换。这种收缩持续着，直到完全的弯曲完成。布拉德感觉到强大的能量释放和缓解。这个过程伴随着颤抖和一次深深的、战栗的吸气，然后是一次完全的、自发的呼气。他最终感到有能力保护自己——不仅从妈妈粗鲁的对待中，还包括从过去治疗师严重的误导性操纵中保护自己。这次，不同于他在小组中反复体验的剧烈宣泄，孤独的眼泪表达了他的悲伤、愤怒和释放。现在他有能力以一致的生命故事去联结自己的"身体记忆"，这是他能够说给他人听的一种记忆形式。最终，他可以在正式的公众场合讲述这一切，在治疗不当的审判中提供证词，用行动去捍卫自己的正当利益（他的自我保护功能的进一步发展），最后那名治疗师的执照被吊销了。

　　让我们简单回顾一下，虚假记忆的力量是可以得到证实的，即使当它们被证实是虚假记忆的时候个体依然会坚信不疑。让我们看看如果故意植入虚假记忆带来的危害有多大：在访谈犯罪嫌疑人的时候，用（虐待）暴力等高强度的压力逐步灌输极度的恐惧，警察可以故意向嫌疑人植入他们知道是虚假（或至少是不一致的）的故事成分。然后，当嫌疑人随后被审问时，他可能会回答审问者的故事版本，并**相信那是真的，确实是发生在自己身上的事情**。

在许多案件中，明显的虚假记忆深深地植入嫌疑人的记忆中，随后他们叙述的不一致会被公诉人利用，这导致在许多案件中发生错误的审判。许多无罪的人被判有罪，令人震惊。他们被植入的虚假记忆可能持续一生，尽管一些无辜的人意识到他们被欺骗了，但不幸的是一切都太晚了。在此之后，只有DNA 证据或目击者撤回证词才能绝对地证明他们清白。⊖

这种骇人听闻的警察审问方式是故意植入虚假记忆的典型例子。但是如前所述，虚假记忆有如此强大的力量和持续力，像布拉德那样因治疗师疏忽而使用了非常微弱的暗示也能够被植入虚假记忆。有时那些看似无害的暗示以善意的询问传递出去，例如"你能给我讲讲你和父亲的关系吗？"当个体体验到一些可能和暴力相关的情绪时，虚假记忆可能就产生了。这些治疗性的失误很可能发生在来访者处于强烈的情绪唤起时，尤其是在体验到强烈的（无法包容／毫无节制的）恐惧／惊恐或生气／愤怒时。

虚假记忆在很大程度上还可能因为人们的极度渴望而产生。当人们痛苦的时候，为了解释**为什么**自己正感受如此强烈的情

⊖ 见电视连续剧《昭雪》（*Rectify*，圣丹斯电视频道）对于这样案件细节的处理。

绪困扰，虚假记忆就可能被创造出来。这种获得"解释的冲动"源于我们生存本能，这让人们势必去从自己的记忆库里搜寻过去的信息，以提供相关的行动策略（例如，过去成功的程序性记忆痕迹），满足当前的生存需要。

然而在治疗中，来访者的痛苦状态要求你寻找解决办法，去缓解他们**威胁的体验**。有一种广受欢迎的方法是，让来访者梳理自己的记忆库，搜寻过去面对类似威胁时任何成功的应对策略。强大的"搜索引擎"会捕捉在某种程度上与当下体验相匹配的所有感觉、画面或行为（躯体标记或记忆痕迹）。如前所述，这种生物驱力是为了捕捉成功的策略来应对当下的痛苦（感知到的威胁）。但是，在缺乏有意识的防御和保护动作时，这些躯体的记忆痕迹会重新唤醒。这并不能产生有效的行动，降低情绪唤起状态，反而感觉和画面激活了越来越强的痛苦感受，这种体验会自我增强，产生正向反馈循环，就像麦克风一样把说话的声音增强了（见图 5-1）。如果没有治疗师的指导，这种反复的循环会持续，直到来访者卷入无限的痛苦循环，产生愤怒、惊恐、崩溃和绝望。他们被创伤再现的无尽旋涡所吞没，（在缺乏有效行动的条件下）毫无出路。

走出创伤的黑洞

在第 5 章和第 6 章中我们写道，指导来访者走出创伤旋涡，避免毁灭性的"解释冲动"的第一步是稳定当前的活跃度，从而显著降低应激水平。第二步是与来访者的身体感觉工作，让他可以接触到自己未完成的感觉运动反应，然后基于感觉和运动，开始以内观的方式体验完整的过程。相对平静的状态和具体化的动作，这两个因素打破了负面的再次创伤，开启了积极反馈的循环。再次重申，当我们能够退后一步，观察并减轻情绪和感觉的强度时，就有可能去选择和改变原来的生存反应。

体感疗愈是通过支持和赋能的方式，在滴定剂量的条件下唤起来访者的内部体验，对令人不安的情绪、创伤型的内隐和程序性记忆"降压"（"去毒"）。治疗师和来访者一起降低和调节极度的唤醒状态，促进生物性防御反应的完成。在治疗师创造的安全和支持性的环境下，来访者能够通过形象化和微妙的（内在的）运动，完成过去遭受挫败的防御反应。这个过程通常伴随着身体的灼热、轻微的颤抖、流泪和其他无意识的自发动作，从而达到自动释放的效果。一旦达到生物性本体感觉的完成，那些记忆就失去了能够引起激烈反应的能力（"降压"，de-potentiate），它们就会整合到海马体（自传式记忆）记忆的时间线上，像普通记忆一样（见图 7-1）。

接下来介绍的是打破负向反馈循环的必要指导，这个负向的循环曾在布拉德"恢复记忆"的治疗中困住了他。下面的介绍总结了对布拉德痛苦循环中"重新协商"的关键点。在我们的治疗中，我与布拉德能够以一种更加平静和集中注意的方式，逐步让他靠近那些带来强烈痛苦而挥之不去的"记忆"。值得注意的是，布拉德甚至在体验"记忆恢复"小组之前，就已经开始遭受抑郁的痛苦了。但是在他参与"记忆恢复"治疗的这一年间，抑郁带来的痛苦变得更加强烈和持久。

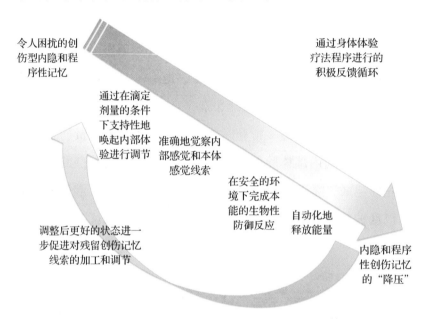

令人困扰的创伤型内隐和程序性记忆

通过身体体验疗法程序进行的积极反馈循环

通过在滴定剂量的条件下支持性地唤起内部体验进行调节

准确地觉察内部感觉和本体感觉线索

在安全的环境下完成本能的生物性防御反应

自动化地释放能量

调整后更好的状态进一步促进对残留创伤记忆线索的加工和调节

内隐和程序性创伤记忆的"降压"

图 7-1　创伤的程序性和情绪记忆的"降压"[39]

布拉德获得了新的体验，他带着此时此地的躯体感觉，先充分地认识自己，并抑制了立刻识别创伤来源的冲动。最初的身体聚焦和恐惧／情绪唤起的钝化，让他在可以不被创伤的黑洞吞没和困住的条件下，渐渐开始探索更深处的混乱感觉。那种被黑洞吞没的体验就像他在"记忆恢复"治疗中多次经历的一样。以这种方式，他的内部觉察（带有躯体痕迹的）让他发现新的具体行动，产生更有效的结果（见图 7-1）。带着对于盆骨和生殖器收缩反应的觉察，他已经开始感受到一些动力，可以反抗母亲笨拙而令人痛苦的处理伤口的行为。不论这段记忆是

来自母亲草率和粗心的照料，还是某种形式的性虐待，来访者
都会体验到这种躯体形式的赋能。再次强调，正是对来访者此
时此地体验的稳定化处理，使得他可以回去接触隐藏在不安的
感受和画面中的**程序性**记忆，并发现完成必要的保护性动作可
以移除痛苦获得能量。这个过程可以在第 4 章关于"重新协商"
的讨论中清楚看到。

迟到的坦白

我必须坦诚自己曾经为肆无忌惮地植入虚假记忆而感到内
疚。我个人遇到的操纵记忆的事情发生在我 10 岁的时候。那时
我刚刚目睹了一次魔术表演并为此感到着迷，不仅仅是魔术的
戏法，魔术师催眠的技巧更让人震惊。我完全被他的能力迷住
了，他可以让一个女士陷入"催眠"状态，让她做各种事情，
比如亲吻魔术师的脸、像母鸡一样咯咯叫。在我的下一次生日
时，我要了一套魔术师的工具作为礼物。当我的保姆米歇尔在
周末来照顾我和弟弟们时，我决定实践一下我的魔术技巧。我
用曾经看到魔术师的同样方法去"催眠"她。我给米歇尔一个
"催眠暗示"，她要像母鸡一样咯咯叫，并脱掉衣服。当我从 10
数到 0，让她睁开眼睛，她带着疑惑的眼神环顾四周，而我和弟
弟们都坚信她已经做了这些令人惊讶的行为。她似乎表现得非
常尴尬，尽管她有可能仅仅是为了迎合我们，但不幸的是，我
并不那么认为。非常清楚的是，我和弟弟们实际上已经给她植

入了令人尴尬的虚假记忆，这很大程度上造成了她的懊恼。

　　不论如何，伊丽莎白·洛夫特斯和她的同事（在第 1 章提到的）已经证明了虚假记忆的植入，包括"创伤的虚假记忆"，用许多不同的暗示技巧是比较容易实现的。尽管治疗师需要警惕虚假记忆产生的可能性，但洛夫特斯的工作似乎并没有理解到创伤体验中程序性记忆的本质和重要性（不变性）。她似乎也不完全赞同治疗性暗示的作用，但是记忆原本就是不断变化的，它在个体的生活进程中一遍又一遍地被改写，随着它固有的变化进程，记忆可以朝向更加平和与有力量的方向改变。所以真正的疑问在于：记忆应该由谁去改写，改写的最终模样应是什么样子？

{第 8 章}
CHAPTER 8

记忆分子

再次巩固：记忆的魔力

> 大脑的功能是从过去选择信息，衰减与简化信息，
> 而不是保存信息。
>
> ——亨利·柏格森，《回忆与识别的错误》
> (*LE SOUVENIR DU PRESENT ET LA*
> *FAUSSE RECONNAISSANCE*)（1908）

在 20 世纪 50 年代，著名的实验心理学家唐纳德·赫布试图描述记忆的神经机制，他用一条俗语描述典型的记忆："细胞串联在一起，缠绕在一起。"⊖每一个记忆都起源于**脑细胞之间**

⊖ 这句话在 1992 年由卡拉·沙茨编纂。

145

联结的变化。对于一段记忆的存在，原本独立的细胞必须对其他活跃的细胞变得敏感。赫布提出，当细胞之间的联系发生时，神经系统之间的沟通将变得容易，它们通过突触之间（跨突触间隙）的化学介质将电信号传递给下一个邻近神经元的树突（接收器）（见图 8-1）。[40]

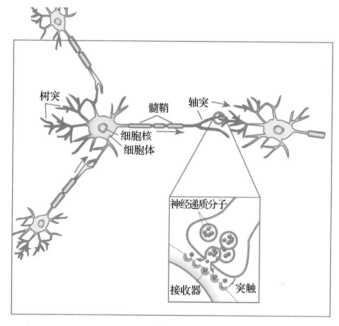

图 8-1　基本的突触

在 20 世纪 70 年代初，研究进一步澄清了突触传递的分子机制，最为杰出的是诺贝尔奖获得者艾瑞克·坎德尔所做的工作。他在研究中考察了低等生物海蜗牛的"巨"神经细胞，发现海蜗牛的反应可以被几种不同的条件反射改变。这种学习过程涉及神经细胞之间沟通方式的变化。

　　坎德尔研究蜗牛神经元中的短时和长时记忆。通过研究，他开始逐渐解开短时记忆的印象（"激活"）变为长时记忆痕迹（"强化"）过程中的奥秘。他发现，短时记忆的增强涉及细胞之间突触传导的临时改变，但是没有明确的解剖结构改变。而长时记忆的形成涉及持续的功能与结构的改变，这是新的突触联结的结果。这些变化包括下一个神经元树突（突触后的）上新的接收器增加，也包括神经细胞之间沟通所释放的神经递质的增加。神经元甚至可能在长轴突上生长出新的离子传导通路。这些新的通路允许它们产生更高的电压，从而产生更快的电传导，释放更多的神经递质进入跨突触间隙。综上所述，**所有**这些解剖结构和功能上的变化导致了长时记忆的"强化"，例如长时记忆的存储。它们组成了所谓的**记忆巩固阶段**。[41]

　　在坎德尔的基础研究的大约 40 年之后，一位在约瑟夫·勒杜〔著名的研究者，创造了"情绪大脑"（the emotional brain）这个术语〕神经生物学实验室工作的年轻博士后卡里姆·纳德开始从不同的角度研究记忆。他不仅聚焦于记忆组成的形式，还探究在记忆形成后，当我们想要**提取**记忆时（例如，"回忆"）发生的神经生理变化。纳德从前人的研究中知道，建构记忆需要特定的蛋白质，所以他好奇的是，建构长时记忆需要的蛋白质与后来提取记忆时需要的蛋白质是不是相似的。为了验证这个假设，他暂时抑制了实验室小白鼠的活体大脑中记忆巩固需要的蛋白质合成，看看这一操作是否会改变小白鼠的记忆提取。

　　勒杜开始非常怀疑自己学生的研究，认为即使纳德在记忆提取的过程中阻止了小白鼠的蛋白质合成，但最初的蛋白质循环是完好无损的；所以记忆也会是完好无损的。他进一步推导，如果纳德能够在记忆提取的过程中抑制蛋白质合成而造成了"遗忘"发生，那充其量是暂时的遗忘。一旦抑制蛋白质合成的操作去除了，记忆系统就恢复到最初的解剖结构，整个生物化学上的改变（长时记忆增强过程中形成的）是完好无损的。

在这个革命性的研究中，纳德让许多小白鼠将某种声音（中性刺激）与接下来痛苦的电刺激联系了起来。在接下来几周中强化了这种恐惧的条件反射，然后纳德将小白鼠放在这种声音中，但并不给予电刺激。小白鼠依然在恐惧中僵住了，呈现出与有电刺激时一样的生理唤起反应。这个过程本身是"普通的"巴普洛夫条件反射，并没有什么惊人之处。但是接下来，纳德重复了这个条件刺激（单独的呈现声音），并在呈现声音之前给小白鼠注射了某种抑制蛋白质合成的化学物质，将它直接注入小白鼠的杏仁核中（"情绪大脑"的恐惧中心）。[42] 纳德和他一向稳重的导师勒杜都不敢相信接下来发生的事情。用纳德的话说："恐惧的记忆消失了，小白鼠忘记了一切。"这说明了勒杜（和坎德尔）认为的记忆痕迹有固定的解剖结构和静止的生物化学过程的观点彻底被纳德推翻了，他的研究说明了**记忆在提取（回忆）的过程中是一个可变的再创造过程**。实验结果与勒杜预测的完全相反，很长一段时间过去，注射的化学物质渐渐失效后，小白鼠对于声音**不再有恐惧反应**的状态保持了下来。就这样，纳德完全永久地移除了恐惧记忆！

　　在纳德卓越的研究结果中，一个至关重要的因素是准确协调注射蛋白质抑制剂和记忆唤起的时间。此外，小白鼠**仅仅忘记了某个特定的记忆**（某种声音），这个记忆是它们受蛋白质抑制剂的影响之前由强化过程而记住的。对其他声音产生条件反射的恐惧反应并不会受到影响，也不和其他记忆产生关联。简单地说：**如果在回忆这个动作发生时，新的蛋白质没有产生，那么最初的记忆也就不存在了！**

　　纳德突破性的研究令人震惊的是，它说明了记忆并不是像过去假设的那样形成之后就按照原始状态保存了下来。而是在记忆形成之后，每次再提取它时都会再次创造和更新。在 2012 年关于纳德研究的一篇文章中，乔纳·雷尔说道："每当我们反思过去时，都微妙地转变了它在头脑中表达的分子模式，改变了它潜在的神经回路。"[43] 纳德的导师勒杜被学生改变了看法，对此谦虚地发表评论说："大脑对形成一套完美的记忆并不感兴趣……记忆总是在神经机制的更新中产生，而信息会在我们大脑中占据一个宝贵的空间，这一点我们仍然确信。这可能让我们的记忆不是那么确定，但肯定的是，对于过去的记忆会与我们的当下和未来更加相关。（例如，让记忆变得更具适应性。）"[44]

　　从这一系列令人兴奋的研究中我们可以获得的一个信息是，回忆这个动作的目的是基于新的信息在分子层面为更新记忆提供可能。换句话说，回忆本质上不仅是过去的记忆怎样存在于当下，而且是当下有潜力可以改变过去。通过改变此时的感觉和意象，可以更加有力量地触碰过往的记忆。这一点在第 5 章佩德罗的案例和第 6 章杰克与雷的案例中已经充分展示了。丹麦哲学家克尔凯郭尔曾说："即使上帝也无法改变过去。"当亨利·柏格森在 1908 年表明另一个观点时，可能就已经宣判了这个观点是错误的，"大脑的功能是从过去选择信息，衰减与简化信息，而不是保存信息。"也就是说，大脑是会更新信息的。所以核心问题变成了如何运用自然的方法帮助人们改变他们的记忆，让他们可以平静地面对过去。

在记忆消除的药理学中，至关重要的因素是随着某种记忆唤起时，在精准的时间释放蛋白质抑制剂药物。所以通过自然的、身体的和行为的干预指导，让某种记忆也变得易于改变、转换和更新，并找到实现这一过程的准确时间间隔似乎也是可行的。在这种非药物治疗的方法中，并不是恢复或删除某种记忆，而是逐步唤起记忆，随后再次探索、反复工作、更新它，并从中领悟到新的意义。这种自然的记忆"炼金术"与我们用记忆消除药物一样，运用了暂时生理变化的机会。但结果和记忆消除完全不同，因为记忆消除可能会在个体的回忆结构中留下一段空白。这种方法可能最终会削弱个体连贯一致的生命故事和自我统一性。

相反，在自然模式下，在上述回忆和巩固记忆的关键时段，个体以对程序性记忆（在创伤初始，它是完全不存在或被掩盖的）反复工作的方式，逐渐接触与展现程序性记忆，让它们完全自由地展露出来。这不就是我们在第 5 章和第 6 章中，在佩德罗、杰克和雷身上所看到的吗？对于佩德罗来说，这个时机就在他第一次觉察到手掌中的力量时，即握紧拳头以积聚力量，打开手掌去延伸和接受能量。在恰当的投入、支持与合理的顺序安排下，这种内在的动力资源就会出现。这是许多致力于记忆消除的创伤治疗方法会忽视的一个至关重要的因素。

当我们可以用充满力量的姿态"回顾"创伤记忆时，这段回忆将会得到更新，好像这份力量在最初创伤发生时就可以获得并能够完全发挥功能。然后这种重组的新体验变成了最新的记忆，此时的（充满力量的）体感深刻地改变了（过去的）记忆。**新兴的能量变成了联结现在与过去的资源——成为"当下的回忆"**。记忆更新的过程不能改变某个创伤事件的确发生的事实，以及它曾引起的破坏性，但哀伤和愤怒可以成为修复自尊的重要资源。在此时自我同情的基础上，记忆能够逐渐缓和、重塑，最终重新融入自我认同的结构中。这让我想起古代日本修复破碎的瓷器古玩是通过用黄金接缝把碎片整合起来（见图 8-2）。修复破碎的瓷器需要精致的改变物体形态的手艺，就像治疗创伤引起自然界的变幻莫测，在这里人们获得了力量、和谐、尊严与自我同情。还有什么比这更美、更有价值的呢？

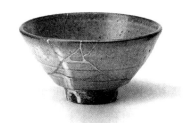

图 8-2　黄金碗

治疗时机的启示：总结

1. 当你唤起来访者的一个记忆时，这是改变它的结果和影响力的重要时机。

2. 对于让来访者反复再现创伤的治疗方法而言（例如延长暴露疗法、危机事件应激晤谈），当来访者回忆创伤事件的过程中，如果他身体上展现出恐惧或焦虑情绪的唤起，这很可能会加深和巩固那些令人痛苦的记忆，并造成二次创伤。

3. 在治疗的框架下创伤记忆被唤起时，有一个暂时的决策选择集。矫正性体验的发生（目标结果）要求在直接对创伤记忆进行工作之前，让来访者感到更加稳定并充满能量。在稳定的安全感得以保障之后，矫正性的反应才会成功唤起，这种反应的出现取决于是否按照一定时机和步骤接触程序性记忆。除此之外，同样重要的是治疗师需要在治疗中持续调节来访者的活跃度，管理他对相关情绪的消化。

4. 切记：回忆的功能是通过唤起新的相关信息，以及促进更加良好的应对和面对未来挑战时的生存能力，从而更新记忆内容。从创伤记忆的角度看，它由大量的程序性记忆和情绪记忆组成，对创伤记忆进行积极更新的关键取决于在体验层面整合有效的、基于生存的动作反应，在最初的创伤情境中，这种反应因严重挫败而无法发挥功能，从而导致了自我保护的失败。换句话说，回忆存在关键时机，不是为了消除这段记忆，而是防止它以最初失败和消极的方式被强化和巩固。通过引导新的自我赋能的体感就能够做到，这在佩德罗、杰克和雷的案例中都得到了说明。记忆的强化和巩固是一个绝佳的机遇，可以将创伤的失败体验转换为具体的成功体验。这是有效的自然疗法转换创伤记忆的本质。

接下来的例子说明了如何适时地更新记忆，以促进有效的策略提升我们的能力，战胜环境中的"捕食者"或挥之不去的威胁生命的情境。BBC 国家地理频道有一部广受欢迎的自然电影展示了一个场景，有一头狮子在捕食三只猎豹幼崽。为了逃脱死亡的威胁，它们迅速爬上了一棵树，充满耐心并警惕地等待狮子撤离。随后，它们一个个从树上爬下来，模仿着刚才狮子追捕它们的模样，轮流一只去追赶另外两只。但是在这种玩耍期间，猎豹尝试了非常多不同的策略和成功逃脱的手法，这让观察者感到惊讶。通过这样的方式，猎豹不仅从这次危险中逃脱了，还提高了今后它们面临捕食者时，成功逃脱的能力和可能性。

在相似的情景下，遭受强奸侵犯的女士却很少能够从反复的惊恐与无助的体验中收获什么。但是，当她心中播种力量之后，她可以认识到在当初的创伤遭遇中，自己错过了逃脱的机会和信号。她可以在指导下重新连接自己的力量，在此时此地发挥自己的本能反应，从而缓和那些挥之不去的恐惧、无助和情绪的崩溃。从此她不再是一个受害者，而是一位充满力量的幸存者。

有研究发现，如果女士用双手抵抗并坚定地喊出"不要"

（即表现出强有力的清晰界限），强奸施暴者承认他们会离她远一点。在一个经典研究中，研究者让暴力犯罪的服刑人员观看一段视频，这段视频展示了在繁华的纽约街头行走的人们。这些参与研究的犯罪分子能够在几秒钟之内就指出他们可能下手的目标人群。更让人感到非常不安的是，所有犯罪分子对潜在受害人的选择十分一致，体型、性别、种族或年龄似乎都不是选择目标的重要因素。尽管他们自己没有意识到是什么导致他们会选择某类人去下手，但是研究者发现，行人的一些非语言信号传递出他们是多么容易被制服，这些信号包括姿态、步伐的长度、步伐的频率以及对环境的注意力。在 2009 年发表的一篇论文中，查克·哈斯特米尔与杰伊·迪克西特谈道："一个主要的影响因素是行走风格里缺乏'协调同步'和'整体感'。"坏人会留意那些步调中缺乏有组织和连贯动作的人。或许因为他们的步伐暗示了他们不够"健康"（或是更容易遭受创伤），犯罪分子会认为这样的人缺乏自信，所以更容易剥削他们。[45]

回到我们之前的讨论，在重新获得力量感的强奸受害者（前述的）身上，我们看到：对她们最重要的是避免被这件事情所击垮、丧失定向力和与现实解离。所以，创伤治疗要通过具体的内观（向内觉察）完成未解决（比如受挫的）的防御性程序记忆，来修护重要的自我保护冲动，在此时此地，以统一协调的方式将这种冲动充满自信地表达出来。我们可以看到猎豹幼崽扩展自己逃脱捕食者的应对策略和强奸受害者提升自信和防御能力之间的相似性。

回忆的类型及其临床启示

◉ 再现

一些心理疗法，例如危机事件应激晤谈或延长暴露疗法，都鼓励创伤事件的再现。它们假设对创伤事件的再现会使患者对事件相关的情绪"去敏感化"。但是，相当多关于危机事件晤谈的研究表明，在创伤事件发生后将这种方法直接应用于应激状态的人，实际上会强化他们的应激情绪，导致更多的痛苦和再次创伤。[46, 47] 这种再次暴露的方式会引起个体反复再现和体验创伤的模式，[48] 例如形成一个习惯性的循环，它建立在高警觉的（肾上腺素）或／和与现实解离的（类罂粟碱）成瘾性神经化学物质的反复刺激中。

◉ 记忆消除

这个过程是通过蛋白质合成的抑制剂来阻止记忆巩固，从而达到消除记忆的结果。这种方法可能导致情绪记忆的结构中出现一段空白。如此一来，个体相关的情绪和程序性记忆提供的背景环境就丢失了。记忆消除法可能无法让个体建立新的应对反应和连贯一致的生命故事。而这种连贯一致的故事是个体自我认同和力量感所需要的成分。消除法可能会使人们产生对未知刺激无意识的程序性记忆。因为程序性记忆会顽固地存放在个体的身体记忆中，正是它导致了持续不断的困扰和反复无常的创伤症状。

◉ 重新协商（自然疗法）[49]

当来访者因受创伤记忆困扰而来到治疗室时，他们要么处于过度活跃（警觉）状态，要么处于过度麻木状态（无助和崩溃）。（见图 5-2）

治疗师承认来访者有这段记忆，并询问他们是否愿意把这段记忆先"抛开"，邀请他们参与到此时此地对身体的感知上。过度活跃或麻木的状态会得到缓解，一些调节功能开始恢复。然后，在此基础上把记忆带回来，重新探访，不在陷入情绪困境中接触创伤记忆。

从当下越来越包容、平静和有力量的新体验中，来访者在指导下小心翼翼地逐步探访记忆中的体验（一次一小步，滴定剂量）。每一次接触（"重新探访"）记忆之后，都带着更强和更具能量的应对策略，让唤起的情绪平静下来，正常化。

新的复杂体感整合了最初的创伤体验，形成一个"崭新的"程序性记忆。新的记忆被强化巩固，而过去情绪崩溃和无助的旧记忆"在分子层面上"被充满能量的新感受取代了。㊀

㊀ 令人激动的动物研究发现，形成新的积极记忆是有效的。在一项研究中，研究者说明了人为给老鼠（在这个研究中为雌性老鼠）一个积极的记忆刺激会使它们从类似抑郁症的行为模式中振作起来。在这个研究中，给予储存积极记忆的脑细胞一个标记，在随后老鼠感到焦虑时再次激活它。老鼠不再像没有给予积极的记忆刺激之前那样，而是在再次激活积极记忆之后的几分钟，抑郁的迹象就消失了。（Steve Ramirez, Xu Liu, Christopher J.MacDonald, Anthony Moffa, Joanne Zhou, Roger L. Redondo, and Susumu Tonegawa "Activating Positive Memory Engrams Suppresses Depression-like Behavior," *Nature 522* (June 2015) 335-339. doi:10.1038/nature14514.）

来访者带着崭新的程序性和情绪记忆，在自己掌控之下的动力和胜任感，在指导下接触此时此地，并被邀请投入到眼神的接触中。来访者通过探索和分享记忆的各种成分，从而形成整合一致的情绪、情境和陈述性记忆（见图 8-3）。这个过程提升了来访者自我反思和自我同情的能力。

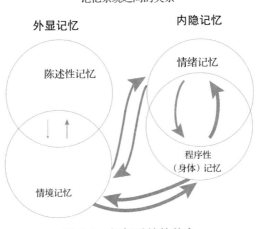

图 8-3　记忆系统的整合

创伤转化的自然过程有其潜在的推动力，它体现在有效的内在驱力中，驱使我们朝向完整和胜任感前进，完成成功和坚持不懈的愿望，就像在 aMCC 刺激研究中看到的一样（见第 5 章）。

过去、现在和将来的记忆易变性

在过去几十年间，我们看到危机事件应激晤谈和延长暴露疗法等技术在有很多禁忌证和并发症的情况下广泛应用。尽管改变记忆的自然方法正在成为一种切实可行的替代策略，但是它需要临床工作者接受仔细认真的训练才能达到有效的结果，并且它的效力需要进一步通过研究来证实，从而成为一个基于证据的标准治疗方法。通过化学物质"快速而直接"地处理问题是大型药厂和"硬科学"倡导记忆消除的诱饵。让我们一起看看未来这种疗法具体会如何。

记忆消除的前景：愚人的笨办法？

纯洁无瑕的人是多么幸福呀！

遗忘世界的人，世界也把他遗忘。

纯洁的心里有永恒的阳光！

——亚历山大·蒲柏

祝福那些健忘的人吧：

因为他们战胜了自己过去的错误。

——尼采

那些不记得过去的人注定会重蹈覆辙。

——乔治·桑塔亚纳

我们生活在这样一个时代，消除创伤和其他痛苦的记忆是一件非常具有现实可能性的事情。[50] 但是正如我们所见，作为隐藏在记忆分子医学新世界中的暗流,"记忆消除"的药物具有天然的缺陷。这还是一个未知的世界,有数不清的风险和意想不到的后果。问题并不是那么简单,即使用分子层面的手段干预,消除了一段记忆(在实验中),在大脑的不同部分依然会发现记忆痕迹——就像是迷宫一样,在这里记忆的某个部分被消除了。[51] 就像我们接下来看到的,消除记忆痕迹的方式会带来更大的问题。

让我们回顾 2004 年的电影《美丽心灵的永恒阳光》中描绘的情节,记忆消除固有的问题和道德两难清晰地展现出来。电影的开始是两位主角,金·凯瑞饰演的乔尔和凯特·温斯莱特饰演的克莱门蒂娜在等待去往长岛蒙托克的同一列火车。除了他俩,站台上空无一人。他们立刻注意到了对方,并充满好奇地被对方吸引了。或许就像我在纽约地铁上下意识地被我小学一年级同学阿诺德吸引了一样(尽管没有一点犹豫)。这两位"陌生人"从列车的两头进入同一节车厢。他们坐落在一个安全距离的位置上,彼此都偷偷地注意对方,就好像在互相沟通靠近或回避的距离。克莱门蒂娜突然从她所坐的车厢末尾发出一个谈话的邀请(靠近)。乔尔有些犹豫地回答:"你是在和我说话吗?"(回避)这遭到了一句嘲弄,"还有其他人吗?"克莱门蒂娜继续发起主动的请求,越来越靠近乔尔车厢那头(靠近),乔尔却带着令人烦恼的害羞尝试避开她的示好(回避)。不知不觉中,乔尔开始让对话继续下去了(靠近)。他们互相的吸引以一种矛盾的竞争形式在上演,在这场竞争中,他们轮流扮演靠近和回避的一方。在我们看来，好像是他们俩莫名其妙就约定好了在竞争中扮演熟悉的角色，好像是照着剧本读出来那样熟悉和流畅。这种自然流露并不是意识中觉察到的，因为我们很快会发现，"剧本"是基于他们对于彼此的程序性记忆的。

电影观众不是一开始就知道或明确地理解，他们其实早就彼此认识了，并且非常亲密。我们知道他们曾经陷入一段令人绝望的痛苦爱情中，那段感情的结束非常糟糕。双方都因这段关系的结局遭受了痛苦折磨。所以他们各自都在名为"空白诊所"（Lacuna Clinic）的地方寻求记忆消除，在这里出于好意的霍华德博士（汤姆·维尔金森饰）帮助了他们。在这个精神科诊所，克莱门蒂娜和乔尔（彼此都不知道对方也是病人）都被要求将所有他们的纪念品都带过来：照片、礼物、纪念物，任何能够提醒自己想起过去恋人的物品。当他们看着这些情绪记忆的提示物逐个摆在面前时，一台电脑增强了他们的脑电波，并刻画出相关的、特别是与情感记忆联系在一起的电活动轨迹图。随后，当他们在床上安详地沉睡时，记忆消除器根据这个轨迹图在大脑的特定位置产生电磁脉冲。这个过程看起来"消除"了记忆——永久地消除了。诊所的秘书玛丽总结了期望的结果："它可以让人们重新开始，不再有这混乱的悲伤和害怕。"霍华德博士补充道："尽管它确实破坏了一些脑细胞，但不会比一夜的宿醉糟糕。"

⊖ 令人讽刺的是，Lacuna 的含义是丢失的部分、间隙或间断。

电影的末尾有一段简短的闪回，我们发现克莱门蒂娜和乔尔在火车上相遇的第一幕真实发生了，在真实的时间次序中，在电影情节的**末尾**。作为观众的我们，逐渐接近令人振奋的现实：不论这两位角色如何消除他们的痛苦记忆，他们彼此之间依然存在某种"命运的引力"，也就是一股神奇的力量将两个"熟悉的陌生人"拉到一起，即使他们都没有**意识到**这种熟悉性。

在消除记忆的睡眠过程中，梦境中的乔尔意识到自己可能正在做一件错误的事情。他决定将注意力聚集在"蒙托克"这个词上，这是他和克莱门蒂娜最初相遇的地方。主角没有刻意地回忆起这个潜在的焦点词，但是他们都有一种难以捉摸的潜意识把彼此再次拉到一起。乔尔显然不知道他们过去曾在一起生活过，他在列车上和克莱门蒂娜说："我今天翘班了……乘车离开蒙托克。我不知道为什么。我并不是一个冲动的人。"蒙托克这个词仍留在他内心深处的潜意识中，这是一个潜意识的入口，连接被消除的他们曾在一起的记忆。但是由于他们有意识的记忆被消除了，所以没有对彼此的外显记忆。他们的确是陌生人，在列车上好像是第一次遇见。⊖

但是一旦上了火车，他们在内隐的程序性记忆下神奇地互相吸引和排斥。一种更深处的吸引驱力来自彼此个人的、未解决的童年期内隐和程序性记忆，即来自早期与父母的依恋关系

⊖ 这让我想起达马西奥的患者大卫（见第 3 章）。大卫在不记得的情况下，会靠近曾经很友好地"助手"，而避开那些不友好的人。

和其他童年或青少年期的发展性创伤的**意象**（烙印或痕迹）。大
多数心理治疗师从来访者身上观察到这种移情混乱（如果不在
他们自己身上），他们会选择与父母相像的人作为伴侣，或把自
己的伴侣改造得像父母那样。保罗·艾克曼研究指出："就像
我们许多人都携带了剧本，随时准备演出戏剧一样，我们不断
创造出让我们可以演出戏剧的情景。我们就像一名导演一样选
派演员，从我们遇到的人群中挑选，按照我们的需求把他们分
配到不同的角色中去，这样就可以一遍又一遍地重复上演这部
剧了。这样的心境和情绪剧本会让我们对这个世界有错误的感
知。"[52] 电影也渐渐向观众展示，乔尔的笨拙与尴尬来自小时候
曾被欺凌与嘲弄，以及他歇斯底里的母亲带给他的挫败。同时，
通过刻画克莱门蒂娜和一个玩偶的关系说明了她对自己外表的
极度不安。我们越来越清晰地看到，他们糟糕和被抛弃的童年
挫败感（趋近和回避倾向的程序性记忆）正是吸引彼此又推开彼
此的魔力，这种魔力把他们困在矛盾的两难里。它不断地咆哮，
把他们的关系拉得紧点儿、更紧点儿，直到这张卷曲的关系之
网拉紧到令人无法承受，最后他们似乎都毫无办法，只能去从
记忆库中清除这段记忆。因为需要摆脱这种难以忍受的状态，
他们不得不和"魔鬼"达成交易。

让大多数人感到挣扎的是（乔尔和克莱门蒂娜开始学习到
的），当我们在关系中深深地受到伤害，并依然停留在那个伤痛
中时，我们无法和其他人建立有效的关系。由于缺乏自我认识，
我们从他人的反映中寻找自我认同，就像过去我们从父母眼里

寻找认同一样。带着沉重的负担和锯齿状的伤口，我们沉溺于安全的港湾和他人的温暖臂弯，而对方也从我们这里寻求同样的安慰。这种向"神奇的他人"[53]投射是一种（不）适应的策略，最终会在失望和互相指责中走向分崩离析。这就是发生在乔尔和克莱门蒂娜身上的事情。直到他们最终开始有意识地收起自己的投射，学会看到对方**真实的样子**，而不是记忆里的父母和糟糕的过去的替代品。的确，如果不是他们俩重新发现了彼此，他们一定会找到替补的其他人来填补这些角色。他们一定还会被未解决的情绪和程序性记忆驱使，跌入其未满足的需要与童年创伤的深渊中。如果不能觉察到自己情绪的误会，我们注定会无尽地重复回忆过去被迫遭遇的人。有多少浪漫和婚姻在"幸福中"启航，在暗自希望把对方从彼此的记忆中删除结束？

最终让乔尔和克莱门蒂娜可以重新开始他们的生活，是因为他们开始从记录的录音带中接触自己的"记忆文件"。这些录音带（由一位受轻视的秘书玛丽提供）记录了他们所有的共同经历：他们的互相吸引和排斥，他们的愤恨、投射（将自己的心理行为特征推测成在他人身上也同样存在）和内向投射（将他人的态度或外界事物的特征推测成自己的内心形象）。例如，在一盘录音带中，克莱门蒂娜对乔尔说："我不是一个概念……太多人把我当作一个概念，或我在完成某些概念，让那些概念变得鲜活。可是我只是一个寻找内心宁静的混乱女孩。不要用你的概念定义我，真的。"

乔尔和克莱门蒂娜最初不愿再重新卷入对方的世界，但是他们慢慢醒悟，自己有**机会**运用这种令人紧张的内部信息。他们开始意识到可以从过去的错误中吸取教训，并且走出童年痛苦的阴影，摆脱现有的偏见和矛盾。这个适时的机会让他们变得更加开放，对自己有潜力完全地接纳自己和所爱的另一半更有信心和热情。在这点上，尼采和教皇完全错了，而桑塔亚纳的理解才是对的。没有形成清晰一致的记忆，我们就无法改变曾犯下的错误，让一切变得更好，因为我们注定只会不断重复它们。

当我们相信乔尔和克莱门蒂娜的记忆已经完全消除了，那到底是什么让他们不断地互相靠近呢？同样，为什么一位曾遭受叔叔虐待的女性，即使无法有意识地回忆起曾经的虐待经历，但依然会继续被有虐待倾向的男性所吸引？如果她重新获得了关于叔叔的记忆，并同时使用记忆消除的药物（回顾这段充满情绪的记忆时），就像乔尔和克莱门蒂娜所做的一样，她仍然可能会因潜在的程序性记忆而无法控制地被加害者吸引。正如在电影中所演的那样，记忆消除会创造怪异的结果，在缺少有意识的反思和学习的条件下，人们注定会重复他们的痛苦和错误。乔尔和克莱门蒂娜直到恢复了令人不愿回首的记忆，才变得充满能量，可以形成新的生命故事，一个完整一致的过去、现在和未来。

在这样有先见之明的电影里，我们看到记忆消除如何应用于恶意的目的。昔日，霍华德医生和助手玛丽曾发生了外遇。

后来他（在她不知情的情况下）在自己的"空白诊所"删除了玛丽的这段记忆。当这位"好医生"一次次经受不住诱惑，他的妻子逮到玛丽时，玛丽才重新认识了这段记忆。医生的妻子让自己爱拈花惹草的丈夫"多陪孩子"，并让玛丽知道了自己记忆被删除和反复出现莫名冲动背后的秘密。

记忆消除可能有其他的潜在危害，这不仅存在于电影，还可能真实发生，尤其是当记忆消除的药物最终可以广泛传播时，就像草药伟哥一样，人们找到了它的渠道，产生了网络驱动的黑市。比如，我的学生尼尔·温布拉特在博客上写了一篇文章讨论记忆消除药物。他描述了这样一个场景，想象一下你被好朋友的妻子所吸引，当你们一起在当地酒吧喝酒时，你沉浸在他描绘的他们曾经拥有的美好时光中。但是，在他不知情的情况下，你将记忆消除的药物偷偷撒进他的酒杯中。下一周你们在同一个酒吧里，你将话题全部引向了他对妻子缺点的讨论中。然而，这一次你向他的酒杯中撒入了记忆增强剂。在他的美好记忆被删除的情况下，想象一下他会多么容易被这种消极的体验所淹没。所以记忆消除药物和记忆增强剂的联合使用，让你（这个恶人）有绝对的机会操控局面，在爱情面前获得优势——尽管现在她还是别人的妻子。

但是，让我们回到记忆消除的非人性一面。因记忆研究而成为诺贝尔奖得主的埃里克·坎德尔曾被问到是否想要消除自己痛苦的记忆，毕竟许多记忆是童年时期自己经历大屠杀〔对犹太人的大屠杀（Holocaust）〕时难以想象的痛苦遭遇，但是他的回答可能会令你惊讶：

> "我对强烈的记忆没有什么问题。消除记忆反而更麻烦……要深入你的大脑并挑选出一段不幸的爱的体验，这不是一个好主意。你看呐，最终我们都要做自己。我们的经历将成为我们的一部分……我应该让维也纳（对犹太人的大屠杀）的经历从我身上消失吗？不！它曾经令人恐惧。但它塑造了你。" [54]

消除痛苦的记忆削弱了力量，因为痛苦常常是我们最好的老师。成熟意味着从我们的错误和挣扎中学习。的确，真正的智慧从来不是从天而降的。丹麦语中有一个很好的词语描述了这个过程：**重温**（gennemleve），大致翻译为"去经历事情完整的模样，保持对事物的觉察并接触这个过程，然后最终与它和平共处"。

随着大型医药公司已经开始研发记忆消除药物（面向患者的害怕与恐怖症），有充分的理由认为他们会花费上亿（如果不到数十亿）美元去制造和推广这种产品。不出预料，他们会游说国会确保最低限度的监管，电视和网络广告将大量投放——尽管这一切可能存在药物滥用和潜在的副作用。因为充满了政治和经济利益，大规模操纵的可能性难以阻止，但我们也不能置之不理。

阿道斯·赫胥黎的《美丽新世界》中，政府使用苯二氮 / 百忧解的组合药物（简称"SOMA"）操纵人民，这种药物非常有效地抚慰了大量民众。想象一下如果记忆消除药物被大量使用，掌控药物的人可以按他们的意愿来提高或消除人们的记忆，这是多么令人不寒而栗的情境。科幻小说？在 20 世纪它或许是，但在 21 世纪它绝不是科幻。记忆消除或许暗示着我们文化中一种懒惰的倾向，人们想要仅仅通过某种药物，如抗抑郁药、兴奋剂、抗焦虑药、安眠药等就获得问题解决，而不是去激发自己的创造力，获得自我调节和心理韧性。

记忆消除程序中最令人担忧的是，对于多重记忆系统的本质、功能或它们之间的关系没有形成普遍的理解：外显记忆（陈述性和情境性的）和内隐记忆（情绪和程序性的）。实际上，最大的问题在于记忆消除的"成功"大多数存在于陈述性记忆、情境性记忆和情绪记忆中，但程序性记忆常常完好无损，它盘旋在头脑中，在（无意识的）最微小的刺激和线索引发下随时准备重新出现。我们可以消除被虐待的记忆，但无法获得修复创伤的能量和完整性，将来我们依然会在相似的情境下没有能力有效应对。没有这样的能力，我们会奇怪地陷入相似的危险境地，重复失败的关系，但这一切本来可以解决，只要我们带着对人际关系的觉察，以及随后逐渐整合新的技能、思考和能量。即使我们可以消除程序性记忆，但也可能无意中消除了防御系统，丢失掉人类的生存本能，从而错误地趋近危险的境地并回避有利的处境。这种因缺少定向能力而在趋近和回避倾向中产生混乱倾向的状态，是遭受性骚扰和虐待的幸存者中常见到的。

　　不论是否愿意，在进入一个可以消除记忆[○]的勇敢新世界之前，我们必须承认对创伤记忆的复杂机制视而不见将会产生巨大的灾难。另外，让临床工作者和科学家们在合作互信的氛围下聚集在一起，可以碰撞出对于创伤记忆更为综合的理解，从而能够消除不必要的痛苦。

　○　需要指出的是，也存在一些并非试图消除记忆的药物治疗方法，通过各种用于低血压的药物试图抑制急性应激反应〔见皮特曼等人，"在急性创伤后的脚本驱动意象期间，普萘洛尔对创伤后应激反应与生理反应的效果"。"Effect of Acute Post-Trauma Propranolol on PTSD Outcome and Physiological Responses During Script-Driven Imagery," *CNS Neuroscience and Therapeutics* 18, no. 1 (January 2012): 21-27.〕。当人们遭遇意外事故或强奸后被送往急诊室时常用这些药物。的确急诊室本身可能是致创的，但即使这样，急诊的护士、护理和医生也应该有"情绪急救"的训练，培养这种意识和稳定情绪的技术，带着安心和支持性的接触，帮助人们"度过"这段危急关头。这确实是一个有价值的研究！

第 9 章

代际创伤：阴魂不散

我倾向于认为我们都是鬼魂

不仅因为父母的影子继续在我们身上上演

还有很多已故的灵魂……

它们并不是真的还活在我们身上

但是它们仍然扎根在那里。

——易卜生

在时空上有多远

当我出版第一部书《唤醒老虎》○的时候，[55] 当时一个章节

○ 本书已由机械工业出版社出版。

的标题为"附言：往事究竟要追溯到何时何地"，在20世纪90年代初这一章节刚完成时，创伤的代际传递的观点似乎完全不科学，仅存在于幻想中。但是，过去一些年的研究不仅把代际创伤的存在载入史册，而且阐明了这种代际传递的分子和生物化学机制。

在一项关键的研究中，[56] 研究者将老鼠暴露于樱花气味的中性刺激（没有令人愉快的）中，随后给予令其厌恶的电击刺激。在几次配对之后，仅仅给予中性刺激而没有电击时，老鼠也会在恐慌中僵住。毫不令人惊讶，这是经典的巴甫洛夫条件反射。但是这个实验让人震惊之处在于，同样的条件反射稳固地在其子孙中传递了五代。换句话说，当暴露于樱花气味的中性刺激里，最初实验里产生条件反射的老鼠的玄孙，也在同样的条件下因恐惧而僵住，就好像它们自己产生了条件反射一样。而且，把实验老鼠的后代们暴露于其他中性气味的时候，并没有出现同样的反应，这与其玄孙的情况一模一样。这种条件反射在雄性后裔中不经意地传递了下去。

这种条件反射具有显著的特异性，只对某种气味产生而对其他所有气味都没有反应，这个结果令人震惊，它启发我们或许在人类创伤中也存在代际传递。例如，我曾经为犹太人大屠杀幸存者的第二代进行过治疗，在治疗过程中他们会因为感觉到有令人恶心的烧焦肉体的味道而受到惊吓。同时他们会出现恶心、害怕和恐惧带来的强烈生理反应，这些明显的恐惧反应似乎是害怕有什么恐怖的事情发生。这些来访者中确实有许多人因为对这种气味有强烈的不适感而成为素食主义者。尽管我不能把这些现象当作代际创伤的证据，但不可否认的是，对气味敏感性的传递是显著的，特别是老鼠实验中同样印证了这个观点。

在一个访谈性研究"代际间扩散的创伤"[57]中，以色列创伤研究者扎哈瓦·所罗门用她对自己祖辈的反思作为这次访谈的尾声。作为大屠杀幸存者的女儿，她和父母的关系非常融洽。母亲曾与她分享那段时期自己和兄弟姐妹们如何勇敢应对的故事，以及扎哈瓦的出生对他们来说是多么重要的一线希望，他们最终成功战胜了纳粹的暴行。所罗门最后总结道："在我看来，这（我父母的经历）确实对我产生了积极的影响。"但是，"对于侵略与暴行有许多的不安，我也非常焦虑。"她补充了另一面。

瑞秋·耶胡达是代际创伤的神经生物学效应研究领域的领军人物，尤其是针对大屠杀幸存者的后代研究。她清晰地描述了在大屠杀幸存者群体中皮质醇和其他焦虑的生化指标的变化。[58]当然，这些相对非特异性的效应（皮质醇和焦虑生化指标）可能是在他们缺乏免疫能力的婴儿时期，由父母的抚育方式传递下来的。但是，从我自己对于大屠杀幸存者的子女或孙辈的临床工作中，我常常注意到他们有广泛性焦虑和抑郁的症状。我还留意到一个令人惊讶的现象，这些人常常会描述某些具体的（通常是恐怖的）画面、感觉和对一些事件的情绪，可这些事件似乎并不可能真正发生在他们身上。我可以证实许多具体的事件实际上是他们父母曾经经历的，并不可能发生在他们身上。但是他们非常清晰地体验着父母的创伤经历，就好像那是他们自己的经历一样。可是绝大多数父母和祖父母过去并没有主动将这些经历分享给他们。

一些美国本土的部落认为，父辈遭受的苦难会传承四代人，传递给孩子和孩子的孩子们。的确，圣经也同意这一点，在《圣经》第二卷（又名《出埃及记》）34:7 中："父亲的罪恶会降临在孩子和孩子的孩子身上，传递三到四代。""罪恶"或许是作为创伤束缚的一个隐喻，这是耶稣在埃及所遭受的苦难。这种苦难不会消逝，哪怕他们离开埃及到达圣地巴勒斯坦。我非常怀疑许多非洲裔美国人可能还处在奴役制消灭后残留的乌云笼罩之下。实际上，今天美国贫民区的孩子仍然缺少受教育的机会，数百万的非洲裔男人和孩子遭受镇压和监禁，这强化了代际创伤悲剧的继承。

有一次我在亚利桑那州的弗拉格斯塔夫遇见一位纳瓦霍医生，他告诉我创伤的代际效应在战争和社会动荡的时代是非常显著的。他分享了一个例子，许多孩子从家庭、乡村和部落中被带走，迁移到印第安人事务局寄宿学校。他们不仅被迫分离和放逐，还遭受持续的羞辱，尊严、语言和文化传承的精神寄托全都被剥夺。这位医生还向我描述了一些战士从战场归来后的特别仪式。这些仪式在创伤传递到家庭和他们的后代中**之前**，

⊖ 有一些部落说四代人，其他一些部落说七代人。在上述的动物实验中，传递了至少五代。

用来减轻他们的创伤。随后，他邀请我参加一个盛大的仪式，它曾在勇敢的"密码通讯员"（"Code Talkers"）从第二次世界大战中回来时举行过，后来（在 1979 年）又在越战的纳瓦霍老兵归来时举行。这是一个很重要的仪式，我们能够从中学习到如何尊重从阿富汗和伊拉克战争中归来的老兵，以及如何"清洗"他们的伤口。

代际间的内隐知识

> 我们祖先的歌曲依然是我们后代们的歌曲。
> ——菲利普·凯尔－戈姆，萨塞克斯的德鲁伊教义

没有一种代际创伤的解释是完美的，至少要承认创伤传递中有一个令人迷惑的方面无法解释：生存基础的信息传承。我指的是关键的内隐信息，甚至是生存本能信息的传递，这种信息能够追溯到家庭或部落历史的许多代之前。

在 1990 年，有人邀请我去见一个来访者"凯利"，她曾是艾奥瓦州苏城空难的受害者（导演彼得·威尔基于该事件在 1993 年拍出电影《空难遗梦》）。1989 年 7 月 19 日，美联航 232 号航班从丹佛飞往芝加哥，在途中发生爆炸，后置发动机损毁。这切断了所有液压管路，让飞机几乎失去控制。残损的飞机不断倾斜，以极陡的角度向下跌落，似乎尾旋的发生不可避免。驾驶员艾尔·海恩斯和恰好在飞机上的紧急飞行教官丹

尼·菲奇尽力保持飞机不发生尾旋，并能够停留在该区域一个小型机场的停机坪上。在冲击中，飞机发生爆炸并分裂，爆炸的碎片、破碎的机身散落在周围的玉米田上。[⊖]凯利是其中的幸存者之一。她从飞机垮塌的部分逃脱了出来，从扭曲的金属和电线迷宫中爬向一个压碎的出口，爬向从出口中投进的阳光中。

当我们一起开始治疗，凯利回想起发动机第一次爆炸时，乘客们的极度恐惧和惊慌。随后飞机剧烈地坠落在停机坪上时乘客们又一次极度惊慌。在逐步地接近身体感觉时，她的惊恐显著减轻了。这唤醒了她朝向"一丝光线"爬行过程中，手和膝盖的程序性记忆。这一刻她脑海中浮现出父亲和祖父的声音："不要停！走！朝着光！燃烧之前跑出去！"她听从了这个声音。

凯利随后描述了坐在停机坪旁边的玉米地里的画面，感受着阳光照耀在脸上的温暖。随着温暖的感觉洗刷身体，她描述了一种强烈的感激之情，感激自己依然活着，感激父亲和祖父传递的"救命之声"。凯利的父亲和祖父都曾在不同的坠机事件中幸存过（一个在商务机，另一个在军用机），他们都曾在飞机撞击地面之后尽快逃脱残骸保存了自己的生命。当然，凯利完全有可能听过父亲和祖父谈起这些恐怖的故事，这些故事可能帮助她在飞机出事时知道该怎么去做。但另一方面，可能不仅仅是记得这些故事，而且是记忆的痕迹深深烙印在她的心中，进入了她的身体记忆。

⊖ 这次重大事故的片段在 *YouTube* 上可以看到，菲奇后来在电视节目 *First Person* 中将这个故事讲述给电影制作人埃洛·莫里斯。

程序性记忆的直接传递可能来自一些情境中生存的进化功能，在这些情境中主动的思考可能受到了限制，甚至完全徒劳。在 2004 年东南亚地震和海啸后，我们的非营利组织，体感创伤研究所沿着这条思路，一直在对灾难给泰国带来的创伤进行工作。许多村民告诉我们，地震发生时、海啸来临前大象和其他野生动物都跑到更高的地方去了，许多部落区域也是这样。从历史上的大海啸发生时起，尽管故事传递了 300 多年，但现在它似乎还可以解释部落成员的撤离。我们不能从神话、传说和传统故事中解释野生动物即刻的"本能"反应，至少迄今为止我们还无法理解这些物种的语言。

作为一名生物科学家，我相信进化就是从失败的机制中"走出来"。关于创伤的程序性（身体）记忆在时空中传递，我的观点是：我看到创伤作为一种不可避免的消极面，在代际间传递，同时作为一种"副作用"，这个过程还传递和接收了重要的生存本能信息。这些信息平时处于休眠状态，当遭遇到相似的情境时，即使传承了好几代人，它们依然会以强烈的程序性记忆形式突然出现，就像东南亚大海啸，以及凯利听到了已故的父亲和祖父的声音一样。她在这种声音的呼唤下，能够激活自己的行动，通过粉碎和撕裂的机身和混乱，爬到安全的地方，从而避免了机身的起火引发最终被烧死的结局。显然，跨代的呼唤拯救了凯利。

顺势疗法医生（Homeopaths）通过他们对于"瘴气"的理解，早就认识到这种代际间的信息交换。"瘴气"是指一团有传染性的力量，它们有自己独立的生命。如果受到"瘴气"影响，则必须通过影响患者的"能量/信息场"来进行治疗。这种瘴气会在代际间传播。进化生物学家鲁珀特·谢尔德雷克进行了一系列具有影响力的实验，说明相似的代际场效应是通过他所谓的"形态共振"达到的。[59, 60]

在谢尔德雷克早期的一项研究中，他在澳大利亚悉尼让某个特别血统的老鼠学会走迷宫。然后让同样血统的老鼠在纽约的洛克菲勒实验室走同一个迷宫——这些老鼠都是在纽约出生和培养的，并没有离开过这个大陆。令人惊讶的是，它们学会走这个迷宫的速度显著地加快了。当然，人们可以说，在纽约一切都快了。但是当实验条件逆转过来，纽约的老鼠先学习走迷宫，随后悉尼的同胞们再学习，结果是边缘显著的。如果在生物学上相关的老鼠学习走一个简单的迷宫时存在这种显著的效果，那么在人类之间，穿越时空地传递情感上重要的生存信息的可能性，在临床上可能也是显著的——尤其是当一些非常剧烈的冲击发生时，例如空难、海啸或战争。

代际传递的可能性显而易见，我们不能也不应该忽视它。尽管目前主流的科学倾向于忽视谢尔德雷克的研究，因为它不符合已知的实验范式，但必须指出，他成功地复制了许多类似的实验结果。而且有一批捐助者提供了可观的资金，给任何可以反驳他实验结果的人。但到目前为止，还没有人做到。

现在，读者和同行的探索者们，我将进一步解释工作留给罗德·瑟林和他的电视剧《阴阳魔界》。但是我们不能不去思考创伤的模式能够传达多远、传递多久，以及战争、迫害和其他重大灾难事件如何反复上演，展现出惊人的规律性。发现这种创伤特性的"信息包"以记忆的形式（程序性和情绪记忆的形式）在一代代人之间传递，这是非常重要的"因缘"，神秘而迷人之处留待下一代人去思索。

{ 后 记 }
POSTSCRIPT

记忆科学的发展让事实越发清晰，我们对于记忆理解的"常识"完全错了，比如它是一个固定的实体。此外，回忆一段经历时，我们发现这些记忆处于持续的变化中，记忆的内容和结构都随着我们的生活进程而发生变化——变得更好或更糟。

所以，记忆在理解和治疗创伤中的作用是什么？或许我们可以从那些神话的永恒智慧中得到指示。特别是伊西斯和奥西里斯的古埃及传说提出了一个充满智慧的建议。在这个具有启发性的故事中，我们发现伟大的奥西里斯王的敌人杀害并肢解了他，把他的身体切成了许多片并埋在王国的遥远角落里。但是，伊西斯怀着对奥西里斯深深的爱的力量一直搜寻，最终找出了他身体的所有部分，并把各个部分拼凑到了一起。在这个复活的故事里，她"恢复了"他。

当似乎各自独立的症状、支离破碎的片段和一些信号与征兆在创伤人群身上展现出来之后，它们揭示了可以用于激活治愈过程的线索。要理解这些症状，我们需要了解当一个人在恐惧中僵化时，身体和大脑会发生什么。许多这些症状可以理解为**经验的无形部分**，即在过去将人们完全压垮的未完成的身体感觉，它们就像被屠杀的奥西里斯身体的各个部分，被打碎。治疗致力于将分离的身体感觉"放回到一起"，就类似于埃及神话中女神伊西斯重组她的丈夫奥西里斯身体的各个部分一样。她从敌人埋藏的不同地方挖出它们。她将它们象征性地整合成一个统一的有机体，所以她"恢复了"他。这需要慢慢地锻炼个体体验和忍受过去曾压垮自己的感受。这使得创伤记忆开始凝聚、连接和转化。

最后，正如亨利·沃德·比彻所说："痛苦降临，不是为了使我们悲伤，而是让我们变得清醒；不是为了使我们难过，而是让我们拥有智慧。"总之，我希望本书能够对我们的集体智慧有所贡献，对理解我们能如何平静地面对痛苦的记忆与情绪有所帮助。

{ 注 释 }
NOTES

第 1 章

1. Engrams are the physical or chemical imprints that memories leave on the brain. For example, see X. Liu, S. Ramirez, P. T. Pang, C. B. Puryear, A. Govindarajan, K. Deisseroth, and S. Tonegawa, "Optogenetic Stimulation of a Hippocampal Engram Activates Fear Memory Recall," *Nature* 484, no. 7394 (March 2012): 381–85, doi: 10.1038/nature11028.

2. Bessel A. van der Kolk and Onno van der Hart, "Pierre Janet and the Breakdown of Adaptation in Psychological Trauma," *American Journal of Psychiatry* 146, no. 12 (December 1989): 1530–40.

3. Pierre Janet, *L'automatisme psychologique: Essai de psychologie expéri-mentale sur les formes Inférieures de l'activité humaine* (Paris: Société Pierre Janet/Payot, 1973).

4. Jon D. Levine, H. Gordon, and H. Fields, "Analgesic Responses to Morphine and Placebo in Individuals with Postoperative Pain," *Pain* 10, no. 3 (June 1981): 379–89.

5. B. van der Kolk, M. S. Greenberg, H. Boyd, and J. Krystal, et al., "Inescapable Shock, Neurotransmitters, and Addiction to Trauma: Toward a Psychobiology of Post-Traumatic Stress, *Biological Psychiatry* 20, no. 3

180

(March 1985): 414–25.

6. Bessel van der Kolk, *The Body Keeps the Score: Brain, Mind, and Body in the Healing of Trauma* (New York: Viking, 2014).

7. William Saletan, "Removable Truths: A Memory Expert's Indestructible Past," Slate.com, May 25, 2010.

8. William Saletan, "The Future of the Past: Cleansing Our Minds of Crime and Vice," Slate.com, June 2, 2010.

9. Ibid.

第 2 章

10. N. S. Clayton and A. Dickinson, "Episodic-like Memory during Cache Recovery by Scrub Jays," *Nature* 395 (September 1998): 272–44.

11. T. Suddendorf, "Foresight and Evolution of the Human Mind," *Science* 312, no. 5776 (May 2006): 1006–1007.

12. Henry Krystal, *Integration and Self-Healing: Affect—Trauma—Alexithymia* (Mahwah, NJ: The Analytic Press, 1988).

第 3 章

13. Antonio Damasio, *Descartes' Error: Emotion, Reason, and the Human Brain* (New York: Penguin, 2005).

第 4 章

14. Katherine Whalley, "Neural Circuits: Pain or Pleasure?" *Nature Reviews Neuroscience* 16, 316 (2015), doi: 10.1038/nrn3975.

15. Stephen W. Porges, *The Polyvagal Theory: Neurophysiological Foundations of Emotions, Attachment, Communication, and Self-Regulation* (New York: W. W. Norton, 2011).

16. Peter A. Levine, "Accumulated Stress Reserve Capacity and Disease" (PhD thesis, University of California, Berkeley, 1977).

17. Peter A. Levine, *In an Unspoken Voice: How the Body Releases Trauma and Restores Goodness* (Berkeley, CA: North Atlantic Books, 2010).

第 5 章

18. Peter A. Levine, *In an Unspoken Voice: How the Body Releases Trauma and Restores Goodness* (Berkeley, CA: North Atlantic Books, 2010), Chapter 12.

19. Peter Payne, Peter A. Levine, and Mardi A. Crane-Godreau, "Somatic Experiencing: Using Interoception and Proprioception as Core Elements of Trauma Therapy," *Frontiers in Psychology,* February 4, 2015.

20. Ibid.

21. Josef Parvizi, Vinitha Rangarajan, William R. Shirer, Nikita Desai, and Michael D. Greicius, "The Will to Persevere Induced by Electrical Stimulation of the Human Cingulate Gyrus," *Neuron* 80, no. 6 (December 2013): 1359–67.

22. Francisco Sotres-Bayon, David E. Bush, and Joseph E. LeDoux, "Emotional Perseveration: An Update on Prefrontal-Amygdala Interactions in Fear Extinction," *Learning and Memory* 11, no. 5 (September-October 2004): 525–35.

23. Peter Payne and Mardi A. Crane Godreau, "The Preparatory Set: A Novel Approach to Understanding Stress, Trauma, and the Bodymind Therapies," *Frontiers in Human Neuroscience,* April 1, 2015.

24. Markus Gschwind and Frabienne Picard, "Ecstatic Epileptic Seizures— The Role of the Insula in Altered Self-Awareness," *Epileptologie* 31 (2014): 87–98.

25. A. D. Craig, "How Do You Feel? Interoception: The Sense of the Physiological Condition of the Body," *Nature Reviews Neuroscience* 3, no. 8 (August 2002): 655–66.

26. H. D. Critchley, S. Wiens, P. Rotshtein, A. Ohman, and R. J. Dolan, "Neural Systems Supporting Interoceptive Awareness," *Nature Neuroscience* 7, no. 2 (February 2004):189–95.

第 6 章

27. Inhaling high concentrations of carbon dioxide can stimulate such primal suffocation panic, causing intense terror even in people without an amygdala (the so-called fear center of the brain). See Justin S. Feinstein, et al, "Fear and Panic in Humans with Bilateral Amygdala Damage," *Nature Neuroscience* 16, no. 3 (March 2013): 270–72.

28. Peter A. Levine, "Stress," in Michael G. H. Coles, Emanuel Donchin, and Stephen W. Porges, *Psychophysiology: Systems, Processes, and Applications* (New York: The Guilford Press, 1986).

29. Peter Payne, Peter A. Levine, and Mardi A. Crane-Godreau, "Somatic Experiencing: Using Interoception and Proprioception as Core Elements of Trauma Therapy," *Frontiers in Psychology,* February 4, 2015.

30. David J. Morris, "After PTSD, More Trauma," *Opinionater* (blog), *New York Times,* January 17, 2015.

31. Lee Jaffe, *How Talking Cures: Revealing Freud's Contributions to All Psychotherapies* (London: Rowman & Littlefield, 2014), 19.

32. Freud, quoted in Salman Akhtar, ed., *Comprehensive Dictionary of Psychoanalysis,* (London: Karnac Books, 2009), 1.

33. Josef Breuer and Sigmund Freud, *Studies on Hysteria,* "Notes from the Editor," trans. and ed. James Strachey (New York: Basic Books, 2000).

34. J. Wolpe, "Reciprocal Inhibition as the Main Basis of Psychotherapeutic Effects," *Archives of Neurology and Psychiatry* 72, no. 2 (August 1954): 205–26.

35. Peter A. Levine, *In an Unspoken Voice: How the Body Releases Trauma and Restores Goodness* (Berkeley CA: North Atlantic Books, 2010).

36. Peter Payne, Peter A. Levine, and Mardi A. Crane-Godreau, "Somatic Experiencing: Using Interoception and Proprioception as Core Elements of Trauma Therapy," *Frontiers in Psychology,* February 4, 2015.

第 7 章

37. Peter A. Levine, *Sexual Healing (Transforming the Sacred Wound)* (Louisville, CO: Sounds True, 2003).

38. Peter A. Levine, *In an Unspoken Voice: How the Body Releases Trauma and Restores Goodness* (Berkeley, CA: North Atlantic Books, 2010). See also Levine, *Healing Trauma: A Pioneering Program for Restoring the Wisdom of Your Body* (Louisville, CO: Sounds True, 2008).

39. Peter Payne, Peter A. Levine, and Mardi A. Crane-Godreau, "Somatic Experiencing: Using Interoception and proprioception as Core Elements of Trauma Therapy," *Frontiers in Psychology,* February 4, 2015.

第 8 章

40. Very recent studies have shown how associational learning takes place at the level of a single neuron; for example between (the picture of) a face and a location. See Matias J. Ison, Rodrigo Quian Quiroga, and Itzhak Fried, "Rapid Encoding of New Memories by Individual Neurons in the Human Brain," *Neuron* 87, no. 1 (July 2015) 220–230.

41. Eric R. Kandel, *In Search of Memory: The Emergence of a New Science of Mind* (New York: W. W. Norton & Company, 2007).

42. K. Nader and E. O. Einarsson, "Memory Reconsolidation: An Update," *Annals of the New York Academy of Sciences* 1191 (March 2010) 27–41.

43. Jonah Lehrer, "The Forgetting Pill Erases Painful Memories Forever," Wired.com, February 17, 2012.

44. Ibid.

45. Chuck Hustmyre and Jay Dixit, "Marked for Mayhem," PsychologyToday.com, January 1, 2009.

46. Richard J. Mcnally, "Psychological Debriefing Does Not Prevent Posttraumatic Stress Disorder," *Psychiatric Times*, April 1, 2004.

47. David J. Morris. "Trauma Post Trauma," Slate.com, July 21, 2015.

48. Bessel A. van der Kolk, "The Compulsion to Repeat the Trauma, Re-enactment, Revictimization, and Masochism," *Psychiatric Clinics of North America* 12, no. 2 (June 1989): 389–411.

49. For a full description of this type of approach see Peter A. Levine, *In an Unspoken Voice: How the Body Releases Trauma and Restores Goodness* (Berkeley, CA: North Atlantic Books, 2010).

50. Edward G. Meloni, Timothy E. Gillis, Jasmine Manoukian, and Marc J. Kaufman, "Xenon Impairs Reconsolidation of Fear Memories in a Rat Model of Post-Traumatic Stress Disorder (PTSD)" *PLoS One* 9, no. 8 (August 27, 2014).

51. Tomás J. Ryan, Dheeraj S. Roy, Michele Pignatelli, Autumn Arons, and Susumu Tonegawa, "Engram Cells Retain Memory Under Retrograde Amnesia," *Science* 348, no. 62387 (May 29, 2015): 1007–1013.

52. Paul Ekman, *Emotional Awareness: Overcoming the Obstacles to*

Psychological Balance and Compassion (New York: Times Books, 2008), 75.

53. James Hollis, *The Eden Project: The Search for the Magical Other* (Toronto, ON, Canada: Inner City Books, 1998).

54. Eric Kandel, interview by Claudia Dreifus. "A Quest to Understand How Memory Works," *New York Times,* 5 March 2012.

第 9 章

55. Peter A. Levine, *Waking the Tiger: Healing Trauma* (Berkeley, CA: North Atlantic Books, 1997).

56. B. G. Dias and K. Ressler, "Parental Olfactory Experience Influences Behavior and Neural Structure in Subsequent Generations," *Nature Neuroscience* 17 (2014): 89–96.

57. *New Scientist,* February 7–13, 2015.

58. Rachel Yehuda, et al., "Phenomenology and Psychobiology of the Intergenerational Response to Trauma," in Yael Danieli, *Intergenerational Handbook of Multigenerational Legacies of Trauma* (New York: Plenum, 1998).

59. Rupert Sheldrake, *The Presence of the Past: Morphic Resonance and the Habits of Nature,* 4th ed. (London: Park Street Press, 2012).

60. Rupert Sheldrake, *Morphic Resonance: The Nature of Formative Causation*, 4th ed. (London: Park Street Press, 2009).

创伤治疗

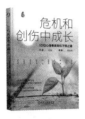

《危机和创伤中成长：10位心理专家危机干预之道》

作者：方新 主编 高隽 副主编

曾奇峰、徐凯文、童俊、方新、樊富珉、杨凤池、张海音、赵旭东等10位心理专家亲述危机干预和创伤疗愈的故事。10份危机和创伤中成长的智慧

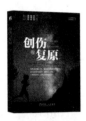

《创伤与复原》

作者：[美] 朱迪思·赫尔曼 译者：施宏达 陈文琪

自弗洛伊德以来，重要的精神医学著作之一。自1992年出版后，畅销30余年。美国创伤治疗师人手一册。著名心理创伤专家童慧琦、施琪嘉、徐凯文撰文推荐

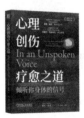

《心理创伤疗愈之道：倾听你身体的信号》

作者：[美] 彼得·莱文 译者：庄晓丹 常邵辰

美国躯体性心理治疗协会终身成就奖得主、体感疗愈创始人莱文集大成之作。他在本书中整合了看以迥异的进化、动物本能、哺乳动物生理学和脑科学以及自己多年积累的治疗经验，全面介绍了体感疗愈理论和实践，为心理咨询师、社会工作者、精神科医生等提供了新的治疗工具，也适用于受伤的人自我探索和疗愈

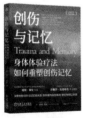

《创伤与记忆：身体体验疗法如何重塑创伤记忆》

作者：[美] 彼得·莱文 译者：曾旻

美国躯体性心理治疗协会终身成就奖得主莱文博士作品。记忆是创伤疗愈的核心问题。作者莱文博士创立的体感疗愈现已成为西方心理创伤治疗的主流疗法。本书详尽阐述了如何将体感疗愈的原则付诸实践，不仅可以运用在创伤受害者身上，例如车祸幸存者，还可以运用在新生儿、幼儿、学龄儿童和战争军人身上

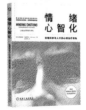

《情绪心智化：连通科学与人文的心理治疗视角》

作者：[美] 埃利奥特·尤里斯特 译者：张红燕

荣获美国精神分析理事会和学会图书奖；重点探讨如何帮助来访者理解和反思自己的情绪体验；呼吁心理治疗领域中科学与文学的跨学科对话

更多>>>

《创伤与依恋：在依恋创伤治疗中发展心智化》作者：[美] 乔恩·G.艾伦 译者：欧阳艾莅 何满西 陈勇 等
《让时间治愈一切：津巴多时间观疗法》作者：[美] 菲利普·津巴多 等 译者：赵宗金